突然ですが、
老後の健康のために
ウォーキングをしているあなたに
知っておいていただきたいことが
3つ
あります。

1

ウォーキングだけでは一生歩ける体は作れません！

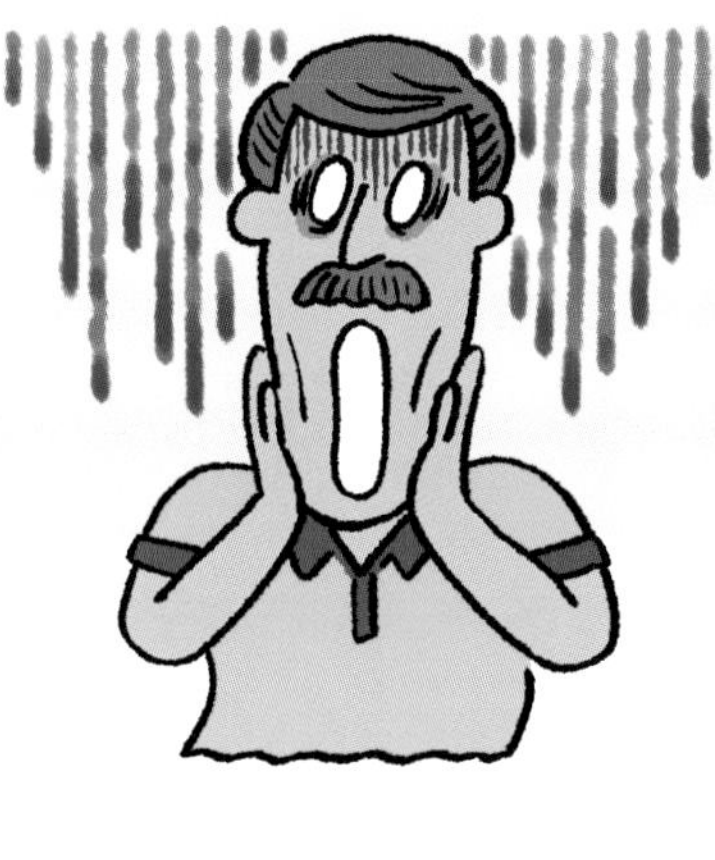

歩き続けるためには さまざまな機能の維持が必要

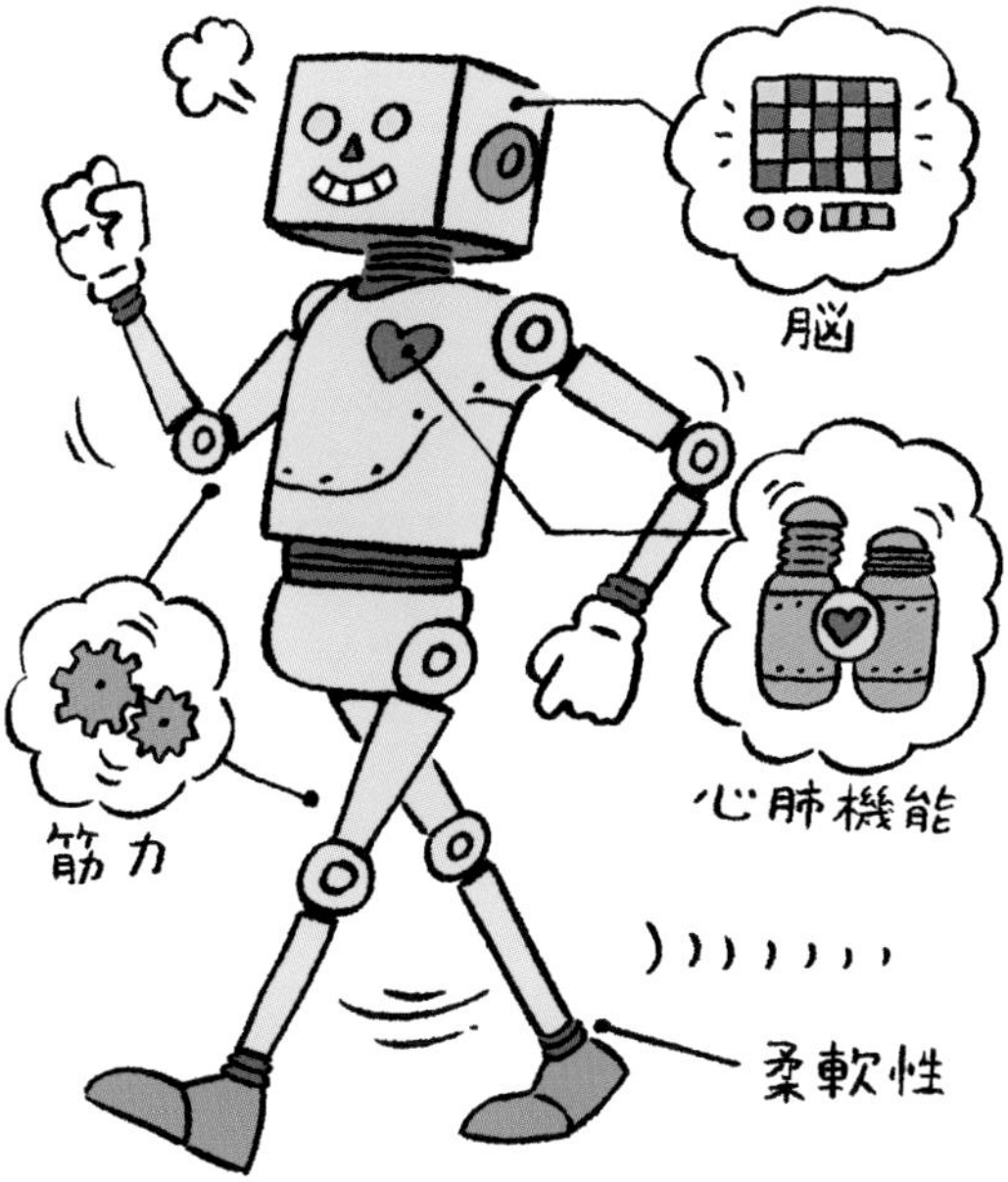

手軽に始められる運動としてすっかり定着したウォーキングは、運動習慣をつける入り口として適しています。しかし怖いのは、ウォーキングをしただけで「運動した!」という気になってしまうことです。

健康を考えるなら、ただ歩けばいいわけではありません。たとえば、自分の脚で歩くためにはまず寝ている状態や座っている状態から立ち上がるための筋力が必要ですし、息が上がると歩けなくなるので心肺機能も重要です。さらに、バランスを取るための小脳の機能の維持や、ケガをふせぐための足首の柔軟性も必要です。それらを総合的に鍛えてこそ、一生歩ける体ができるのです。

そのためには、正しいやり方でウォーキングを行い、ウォーキングと別の運動を組み合わせることも必要です。

詳しくは
46ページへ!

2

ウォーキングは長時間＋長距離歩くほどいいわけではありません！

重要なのは
長さではなく負荷！

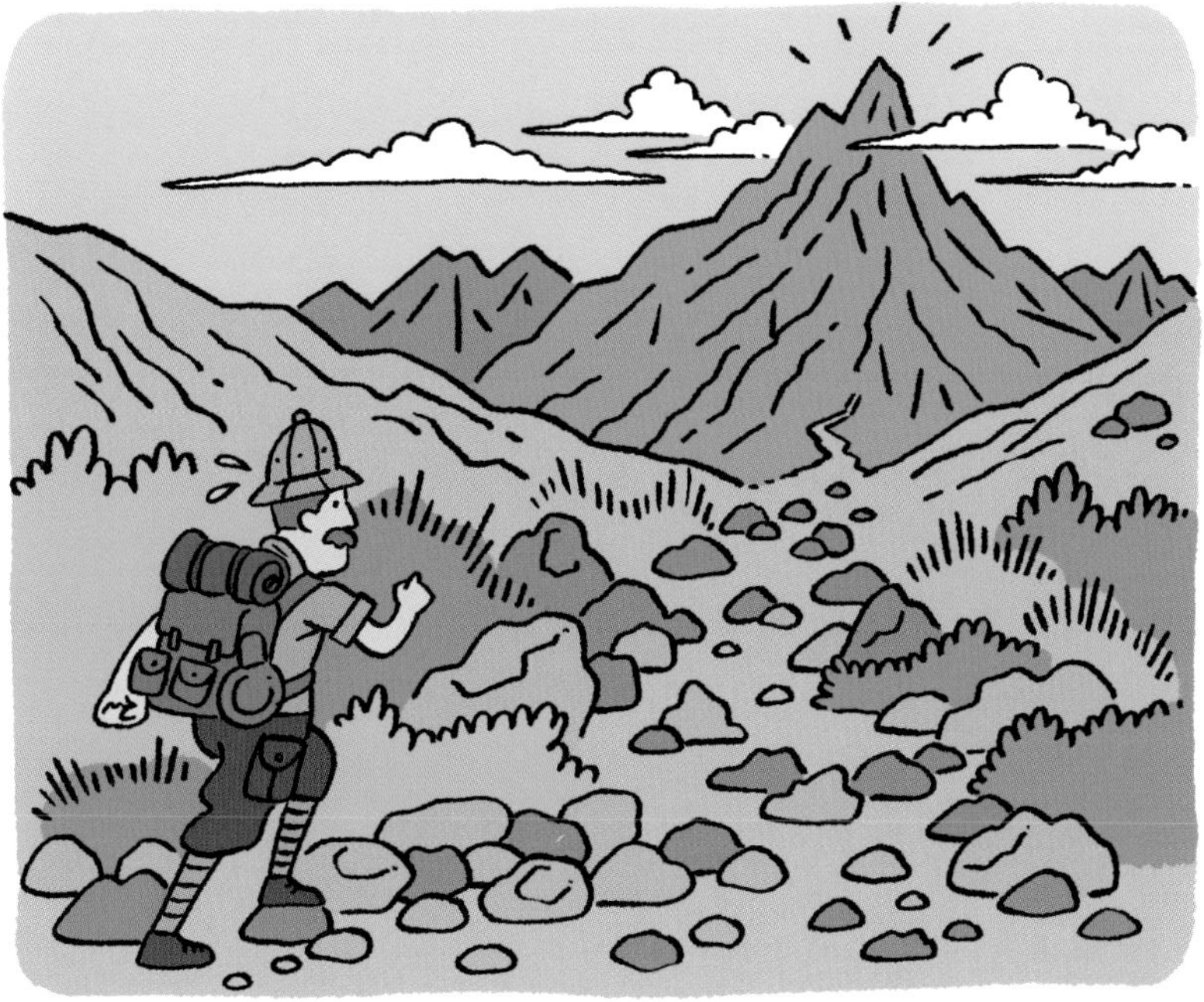

万歩計の登場以降、「1日1万歩」というのが健康のための指標のように語られていた時期がありました。しかし実際は、1万歩歩けば健康になれるというわけではありません。

大切なのは「どうすればウォーキングをスポーツにできるか？」です。そのためのキーワードとなるのが、この本のテーマでもある「運動強度」です。運動強度を高めていけば、ウォーキングも立派なスポーツになります。その第一歩としては「1日10分」でもいいのです。

詳しくは
36ページへ！

3

歩くタイミングによってウォーキングの効果は異なります！

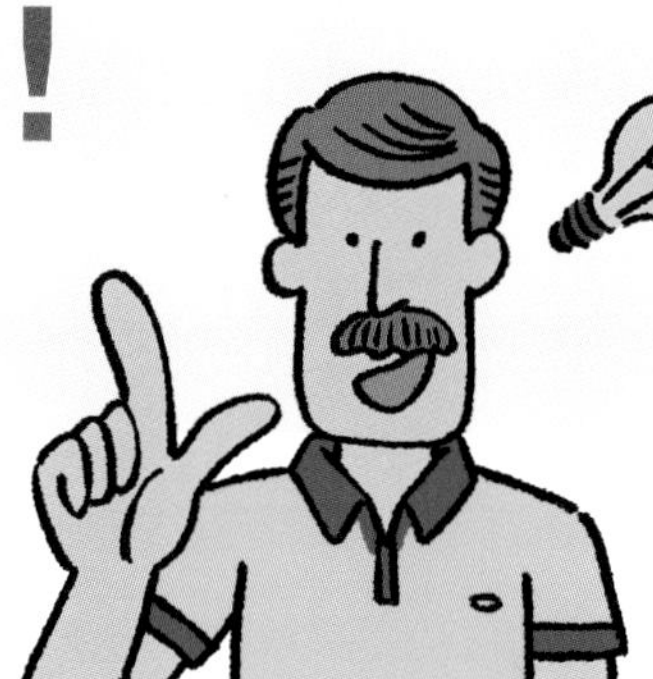

糖尿病予防なら食後30分以内。体脂肪を燃焼させたいなら空腹時に歩くべし！

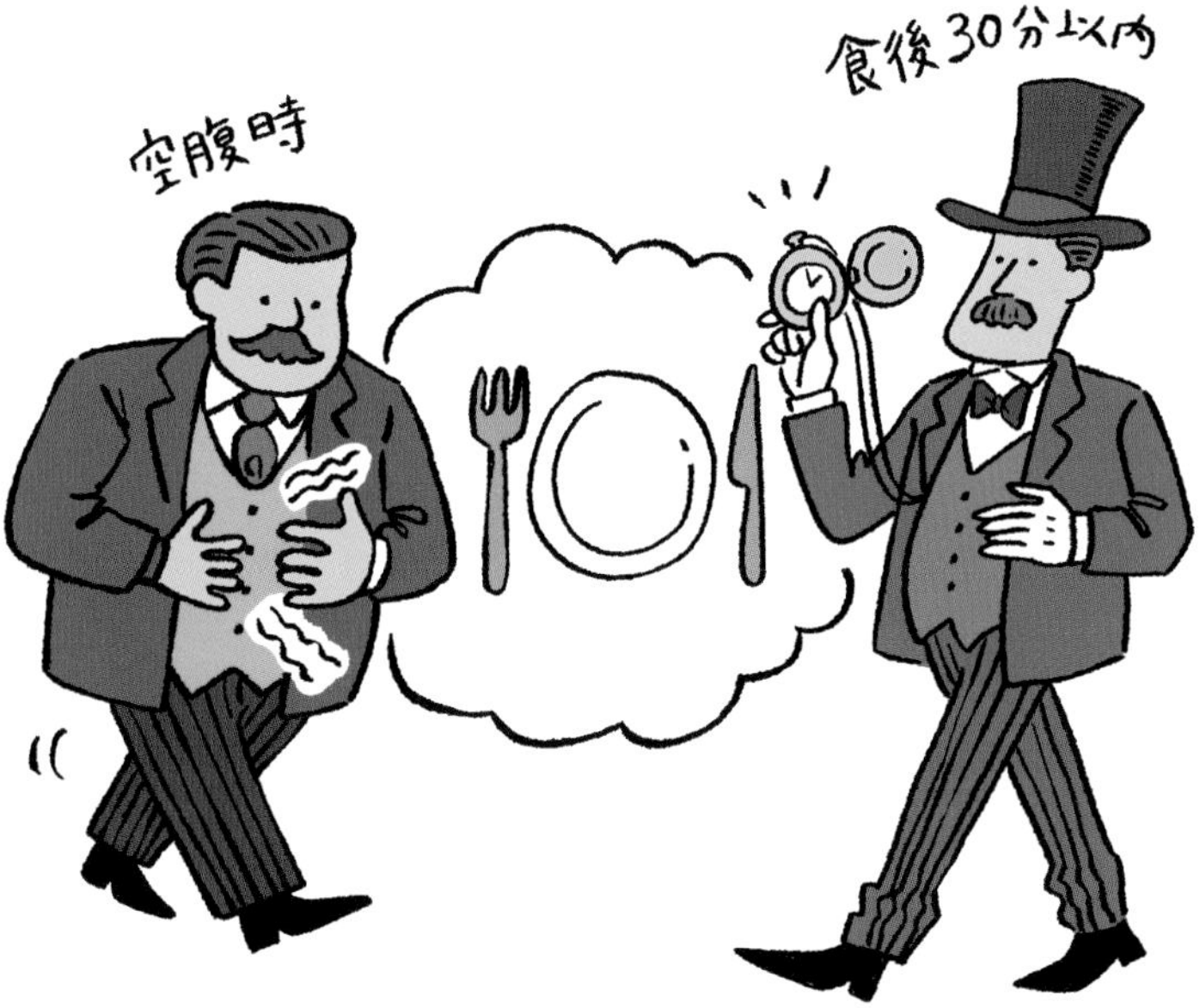

健康のため、足腰を鍛えるため、メタボ対策のため、気分転換のため——あなたがウォーキングを始めようと思った理由はなんですか？

その理由や目的によって「いつ歩くのが効果的か?」は変わってきます。

体脂肪を燃焼させたいなら空腹時のほうが効果を上げやすく、**血糖値を下げたいなら、高血糖になってしまっている食後**に歩いたほうが効果的です。

ウォーキングをするなら効果は最大にしたいところ。そのためにも理にかなったやり方を知ってください。

詳しくは
44ページへ！

どうせやるなら効果のあるやり方で！

「いよいよ定年。家にいることが増えたから運動不足の解消に」「将来、寝たきりにならないよう体力を維持したい」――これまで運動習慣がなかった方がこんなときいちばん最初に思いつく運動、それがウォーキングです。ウォーキングは特別な準備をしなくても、1人でも、いつからでも始められるもっとも手軽な運動ですし、年を重ねても健康で自立した生活を送るために足腰を鍛えたいと考える方も多く、シニアにはとてもなじみ深い運動と言えるでしょう。

しかしフィジカルトレーナーとして言えば、ウォーキングには多くの誤解があります。なぜなら、体力の維持という点ではウォーキングだけでは不十分だからです。もちろん、気分転換やリラックスといった素晴らしい効果はありますが、ただ歩くだけでは、残念ながらほとんど体力向上には効果がないのです。

運動の目的は筋肉を鍛えること

そもそもシニアのみなさんが運動する目的は、体力を維持して健康を保つためということが多いでしょう。健康というのは、病気をせず体を思うように動かせる状態です。言い換えると、**内臓の機能に問題がなく、体の各関節がスムーズに動かせる状態**だということです。その状態を作るのに重要なのは、実は筋肉です。

筋肉は、骨格や関節を支えてくれる器官です。筋肉が十分あれば骨格を保護して安定させることができ、関節に痛みなどの不具合が起こることをふせげます。さらに筋肉は体の中でもっともエネルギーを消費してくれる器官なので、しっかりした筋肉があると運動することで大量の糖が筋肉で消費され、糖尿病予防になります。もちろんメタボを防ぐためにも筋肉は絶対に必要です。

このように**運動の目的はすなわち筋肉をつけること**だということができます。しかしただ単に歩くだけではどれだけ続けても筋肉はつかないのです。

「ふだん以上」が負荷のポイント

では、ウォーキングはまったく意味がないのかというと、決してそうではありません。ウォーキングは誰にとっても手軽で始めやすい運動ですから、ぜひ取り組んでほしいと思います。そのとき、せっかくやるのならちょっと工夫して運動効果の

最大心拍数に対して何%の心拍数かによって、運動強度が決まる。
60%以上の心拍数を目指すとよい（詳しくは38ページ）

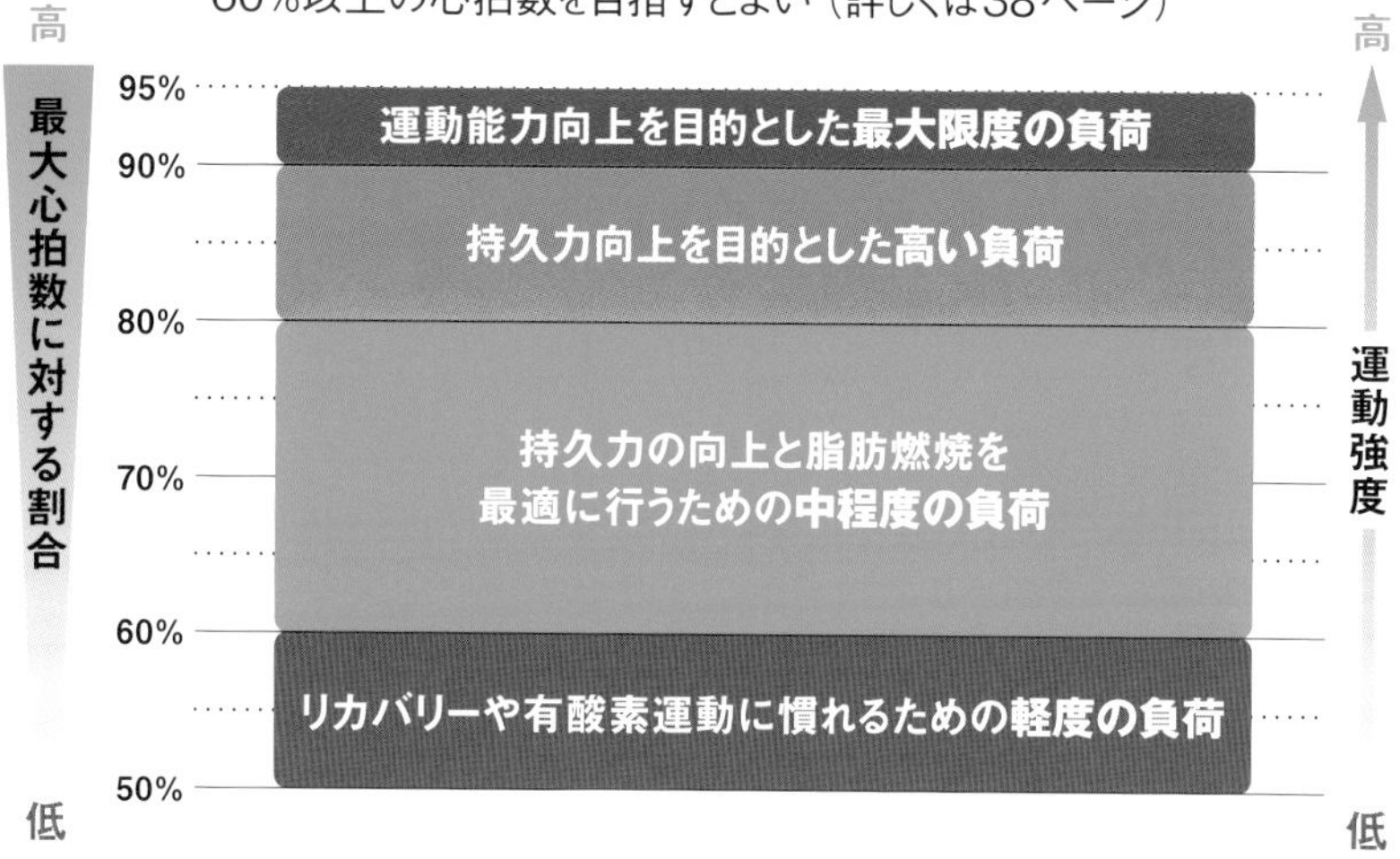

あるウォーキングにしていただきたいのです。

運動には「**過負荷の原則**」というものがあります。これは、**日常でやっている以上の負荷をかけなければ身体機能アップにつながらない**ということです。たとえばふだん2kgのバッグを持ち歩いている人が1kgのダンベルを持ち上げても筋肉はつきません。その人が筋肉をつけようと思ったら2kgより重いダンベルを使う必要があります。

ウォーキングで言えば、もしも寝たきりの人がウォーキングを始めて10mでも歩くようにしたら、それはとてもハードな運動と言えるでしょう。ですがふだんから歩いている人は、普通に歩くだけではいくら歩

過負荷のある運動強度とは?

自分に適した運動強度は、運動したときの心拍数を目安にする。

運動している間、ほぼ運動効果の上がるゾーンの心拍数になっているため、
効率のいい運動ができているケース

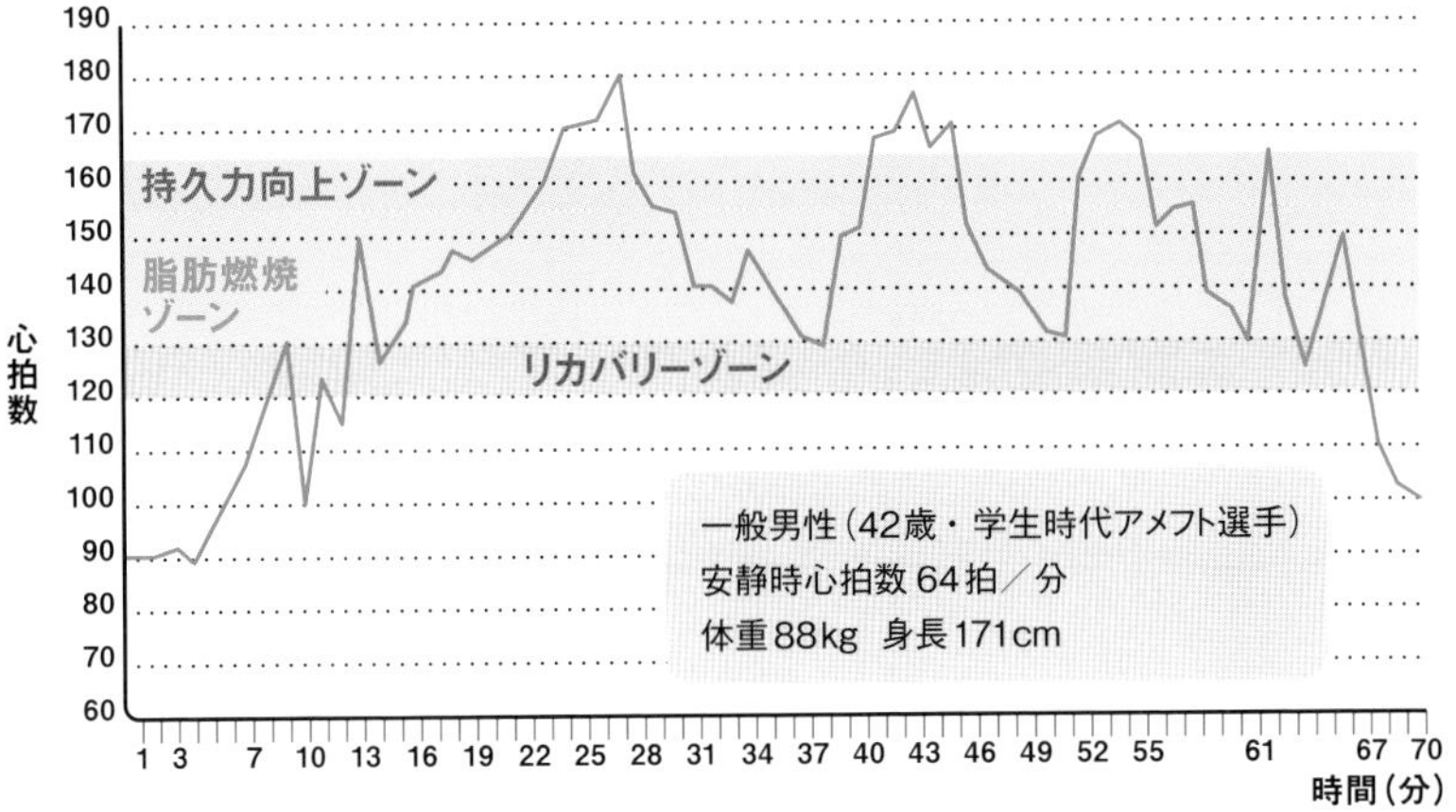

本人は運動しているつもりでも、運動効果がある心拍数まで上がらず、
「運動した気」になっているケース

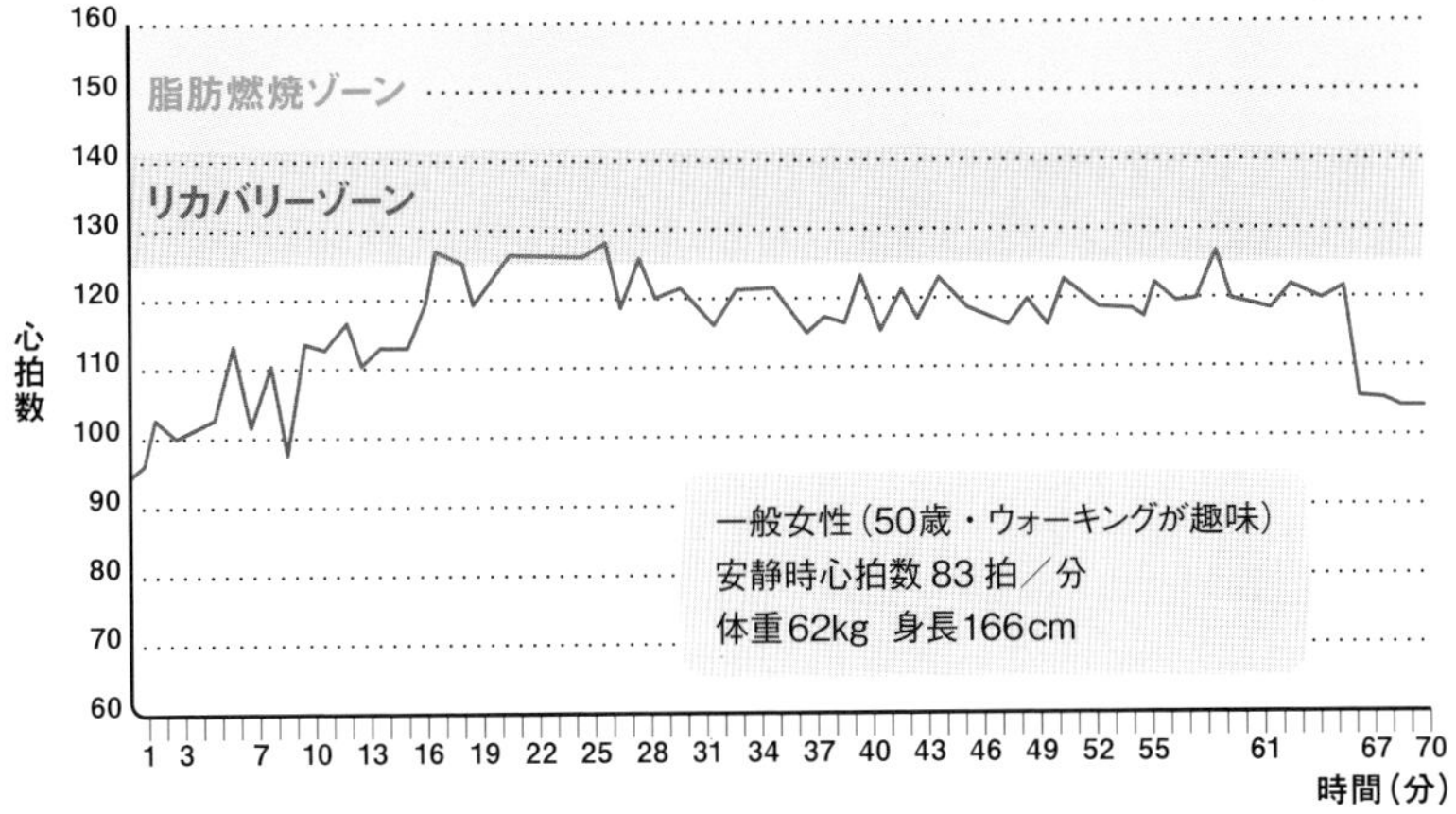

(株)スポーツモチベーション調べ

歩行スピードとエネルギー消費量

ラクなスピードで歩くと、もっともエネルギー消費量が少ない歩き方をしてしまう。そこを超えると、速く歩けば歩くほどエネルギー消費量は多くなる。継続できるキビキビスピードを見つけることがポイント。

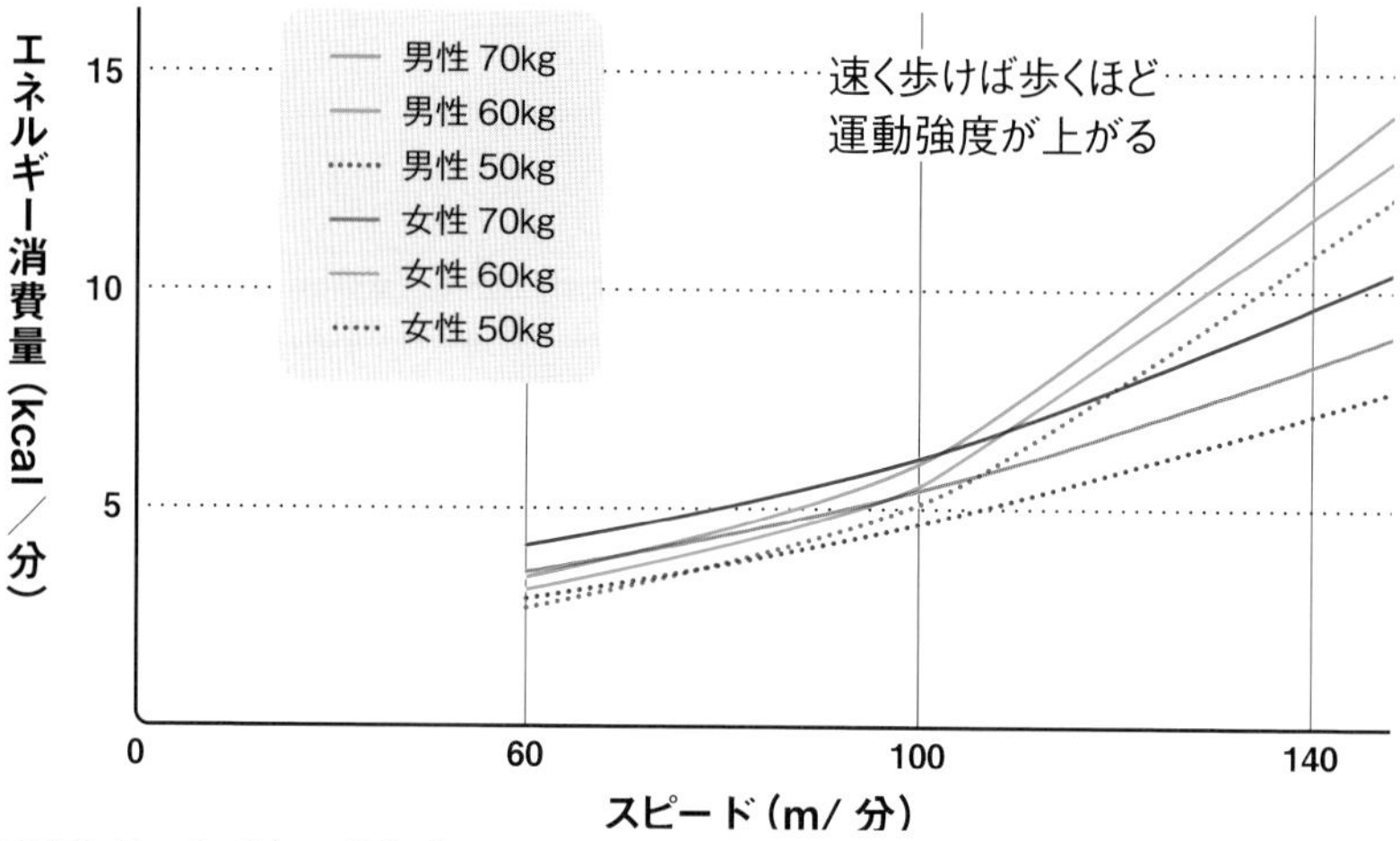

宮下充正『ウォーキングブック　科学に基づいたウォーキング指導と実践』より

いても筋肉に負荷がかからず、ただ疲れるだけで運動効果が出ません。そこで、負荷のある歩き方をする必要があるのです。「だらだら歩く」のではなく、「キビキビ歩く」イメージです。

これが本書でおすすめする「スポーツとしてのウォーキング」です。負荷のかけ方やタイミング、組み合わせる運動を知ることで、ウォーキングを効果的な運動にしていきましょう。

誰もが介護予備軍！あなたのロコモ（運動機能の衰え）度チェック

40歳以上の5人に4人が危ない

「メタボ」＝メタボリックシンドロームという言葉は広く浸透しているのに対して、「ロコモ」＝ロコモティブシンドロームのことは意外に知られていないようです。ロコモティブシンドロームとは運動器症候群のこと。**筋肉や骨、関節などの運動器の衰えが原因で「要介護」「寝たきり」になるリスクが高くなっている状態**をいいます。

本書の読者のみなさんには、「さすがにまだ要介護なんて考えられない！」という人が多いのではないでしょうか。しかし、ロコモティブシンドロームと、その一歩手前であるロコモ予備軍を合わせれば「40歳以上の5人に4人」が当てはまると言われています。誰にとっても他人事ではないのです。

筋肉の量は20〜30代をピークに年々減っていきます。とくに**下肢の筋肉は非常に落ちやすい筋肉**です。50歳を過ぎると、「腰や膝が痛い」といった不調を訴える人が急増し、70代で入院治療が必要なケースも増えます。運動から遠ざかり、筋肉が衰えていくままにしておけば、要介護の可能性が生じるというのはまったく大げさではない話なのです。

しかし、実は**筋肉は何歳からでも育てることができます**。たとえば、私の祖母は１００歳から運動を始め、寝たきり生活から脱出することができました。１０３歳になった今でもトレーニングを続けています（76ページ）。少子高齢化がますます進む今、自分の体に責任を持ち、筋肉を維持することは、誰にとっても重要です。

次のページで「セルフチェック表」と「運動テスト（立ち上がりテスト）」を紹介します。やってみて「これは安心できない！」と思われたなら、本書で紹介するやり方で、ウォーキングや簡単なトレーニングを始めてください。

ほかに心がけてほしいのは階段を使うことです。駅や買いものに出た先などでエスカレーターを使うことをまず改めましょう。階段を使っていれば、片脚立ちで全体重を支える瞬間の繰り返しになるので、それだけで負荷が上がり、**大臀筋《だいでんきん》、大腿《だいたい》四頭筋《しとうきん》、ハムストリングスを鍛える筋トレ**になります。

ロコモセルフチェック

Step 1 当てはまるものをチェックしてください。
1つでも当てはまる場合は筋肉が衰えている可能性があります。

- [ ] **ここ5年以上、運動らしい運動をほとんどしていない**
- [ ] **脚が細くなったと感じる**
- [ ] **脚がつりやすくなった**
- [ ] **階段をのぼるときに手すりを使いたくなる**
- [ ] **階段よりエスカレーターやエレベーターを優先的に使う**
- [ ] **通勤や買い物には自動車を使うことが多い**
- [ ] **自宅や仕事場では座っている時間が長い**

Step 2 次の動きをしてみましょう。

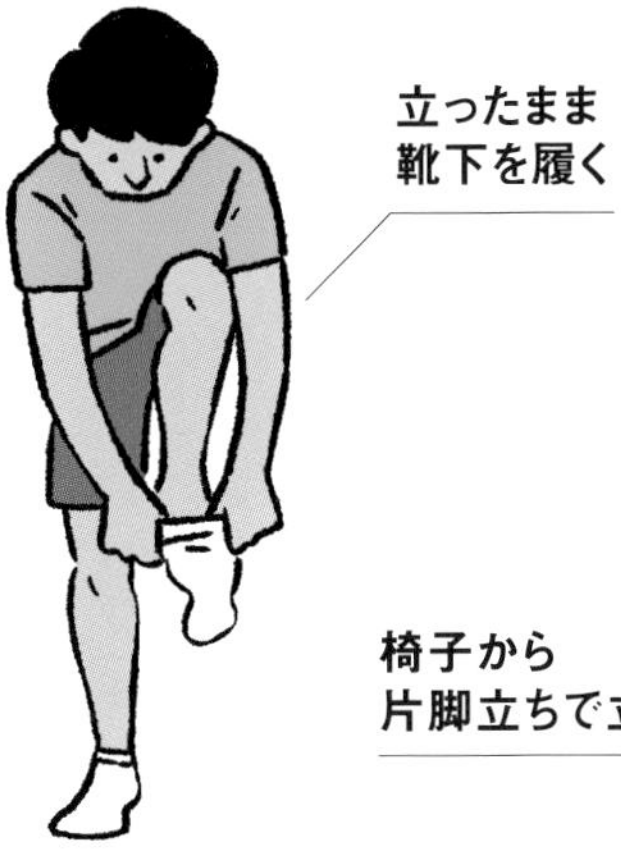

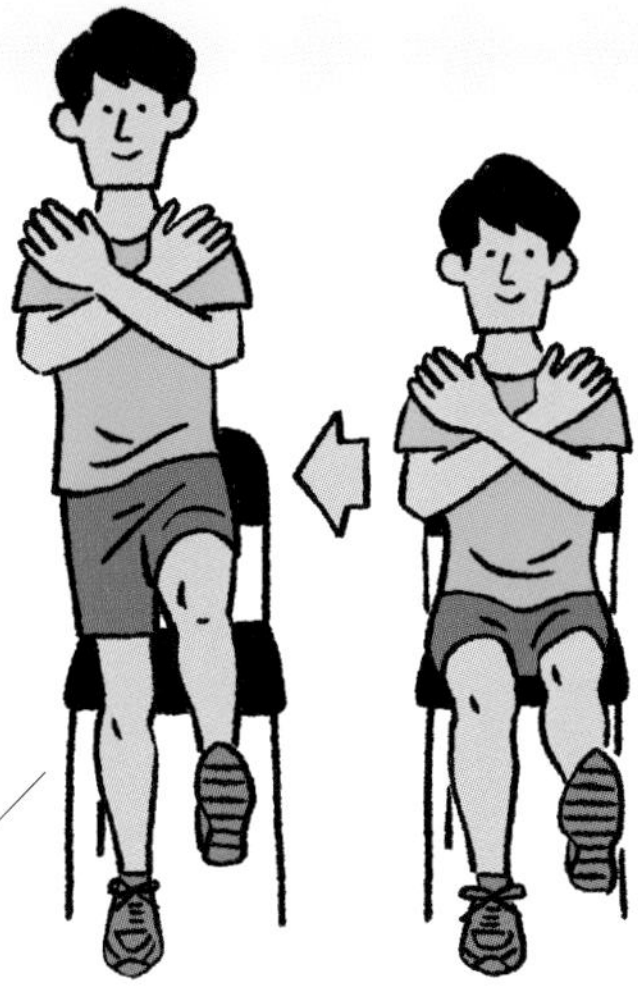

Step1、2を行って「あやしいな」と感じたら、
ぜひ本書で紹介する「ウォーキング＋筋トレ」で筋力アップしましょう。

ウォーキングを がんばる みなさんへ

ウォーキングは、思いついたその日から始められるもっとも身近な運動です。手軽さが最大のメリットなのであまり細かいことにこだわりすぎる必要はありません。ただし、せっかく時間をかけてやるのなら確実に健康増進効果を得られる「スポーツとしてのウォーキング」にしていきましょう。ちょっとしたポイントを押さえることで、運動効果を最大化することができます。

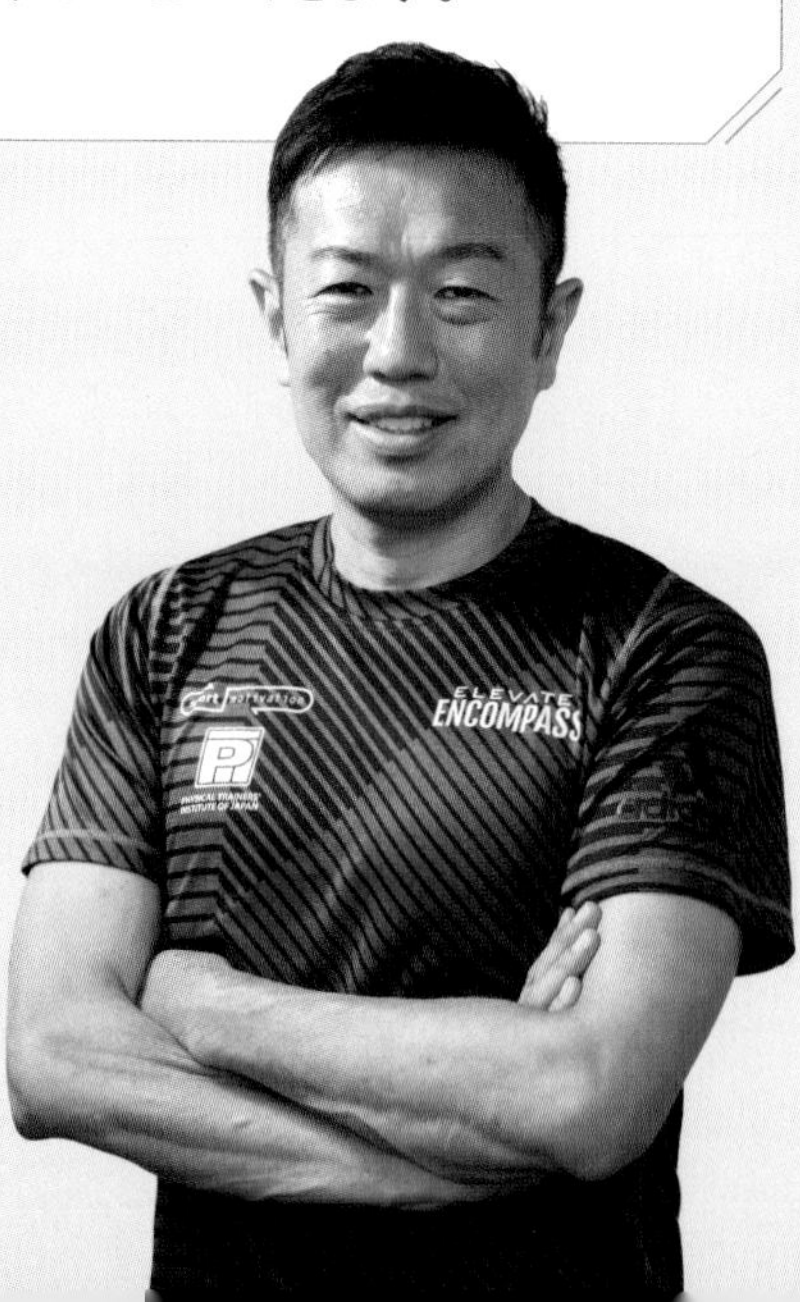

定年後から始めて一生歩ける！

最大効果のウォーキング

中野ジェームズ修一

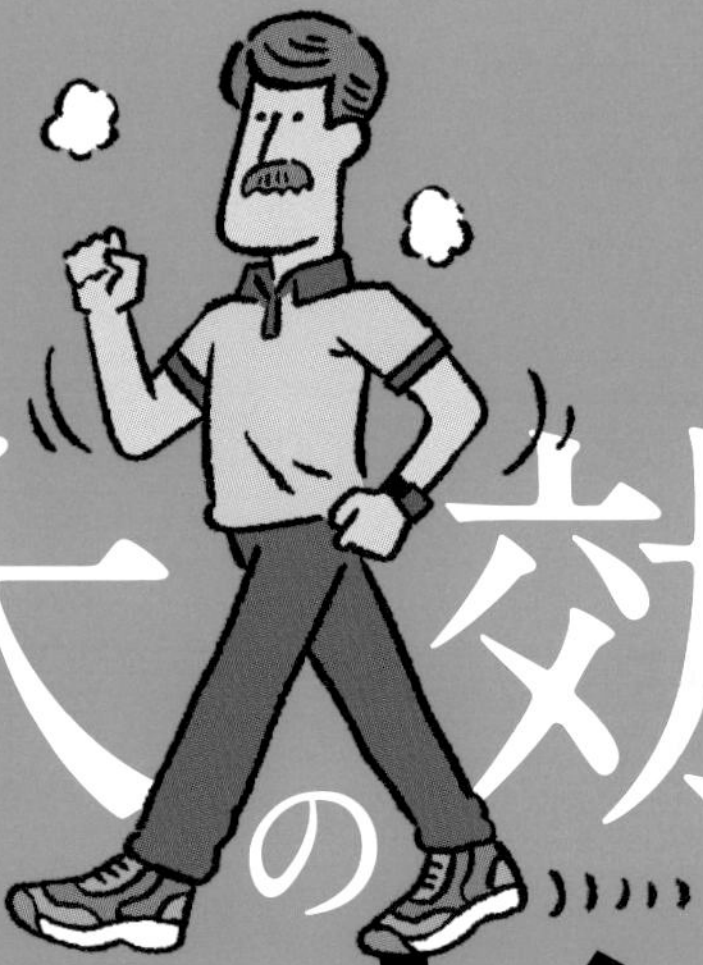

CCCメディアハウス

定年後から始めて一生歩ける！　最大効果のウォーキング

Contents

Prologue

第1章

ウォーキング神話を再検証

第2章

効果的なウォーキングってどんなもの？

第3章

ウォーキングの効果を最大化するための6つのステップ

装丁・DTP……鈴木大輔／仲條世菜（ソウルデザイン）
イラストレーション……川原瑞丸
写真……©Thamrongpat Theerathammakorn/EyeEm/amanaimages（表紙）
加藤航一（P16）
構成……内池久貴
校正校閲……星野由香里
編集……小嶋優子

第4章 ウォーキングと組み合わせる筋トレ

第1章

ウォーキング神話を再検証

神話「1」

健康維持のためには「1日1万歩」歩けば大丈夫

この神話はウソ!

大切なのは歩数より心拍数

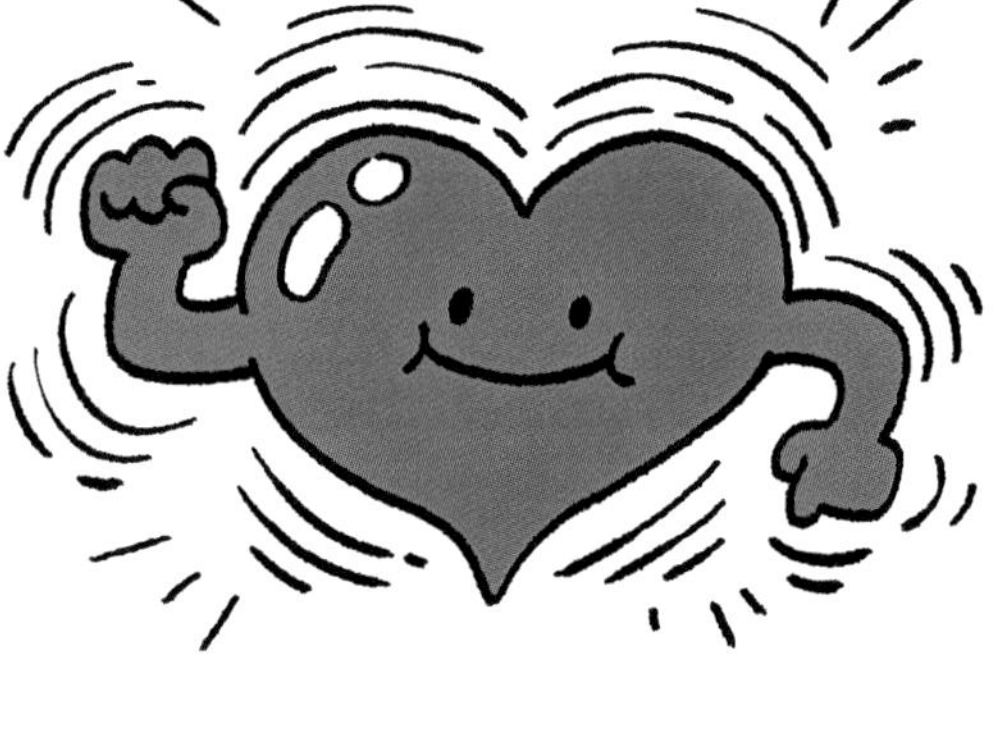

だらだらと1万歩歩いても意味はない

「神話」というと大げさですが、ウォーキングには、確かな根拠もないのに広く信じられている思い込みのようなものがたくさんあります。「1日1万歩」というフレーズもそのひとつ。これは厚生労働省が「300キロカロリーのエネルギーを消費するための身体活動量」の目安として1万歩を提示したのが大きかったのだと考えられます。しかし、そもそも誰もが1日300キロカロリーのエネルギー消費を目標にすべきなのかという問題があります。

1万歩が多いか少ないかではなく、「自分にとって負荷のある」運動をすることが大事なのです。たとえば、寝たきりの人なら起き上がるだけでも負荷になりますし、歩けなかった人が5m歩くのは大きな負荷になります。ですが、ふだんから歩ける人がただ1万歩歩いても、身体機能を高めるための負荷にはならないのです。

何歩歩いたかということよりも、**負荷を考えた歩き方をするほうが大切**です。そのカギを握るのが「キツさ」や「心拍数」、そしてウォーキングと組み合わせる運動の内容です。

神話

「2」

運動する時間がないなら 1駅分歩けばOK

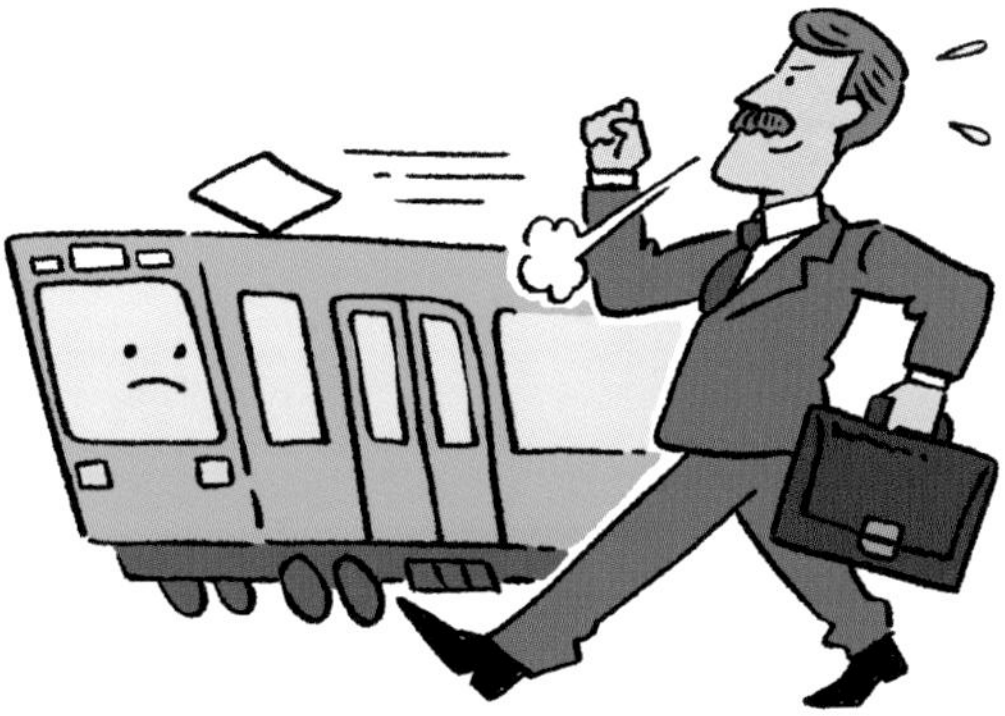

この神話はウソ!

それで運動した気になるほうが危ない!

1駅歩くより早く家に帰ったほうがいい!?

「1駅分」や「1日5分」のウォーキングから始めてもいいのですが、それだけではたいした効果は期待できません。その程度の運動ではダイエット効果もなく筋肉もつかないと考えてください。大切なのは、その5分を10分に延ばして、さらに20分、30分に延ばしていくこと。そしてその中で運動強度を上げていく――というように発展させていけるかどうか、です。なぜなら、一定の運動に慣れてしまった時点で身体機能を高める効果がなくなるからです。

もし、1駅分歩くということを延々と続けるのだとすれば、しないよりはいいにしても、逆効果になることもあります。それによって**「運動している気」になってしまいかねない**からです。そうなるくらいなら最寄り駅まで電車に乗って家に帰り、その5分を使って家で下半身の筋トレをするほうがはるかに大きな効果を上げられます。1駅分歩くことでも、気分転換になるなど、いい面もあるでしょう。しかし、それだけでは筋力は鍛えられません。そういう段階から始めて、レベルアップしてこそ効果が出てくるものなのです。

神話

「3」

有酸素運動は20分以上続けないと脂肪が燃えない

この神話はウソ！

継続時間は関係ない！有酸素運動＋筋トレなら、短時間でも効果大！

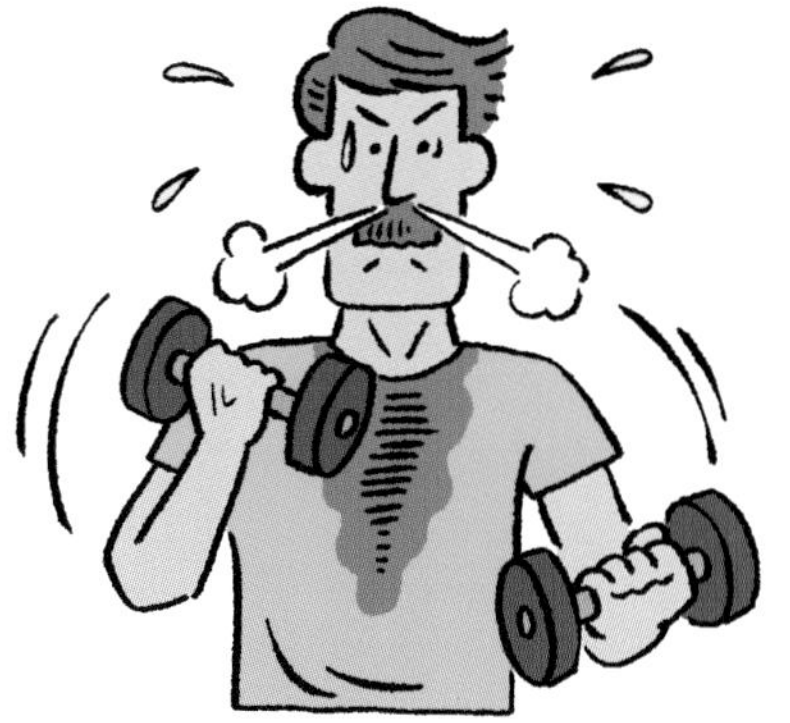

かつての定説は、すでに「誤り」と証明されている

有酸素運動とは酸素を消費しながらある程度継続して行う中程度の負荷をかけた運動のことで、ウォーキングやジョギングなどが含まれます。

何年か前までは、有酸素運動は20分以上続けることで脂肪が燃焼されるようになるといわれていましたが、今ではこの説は誤りだとされています。20分以上続けなければ脂肪燃焼しないなどということはありません。

ですから、20分以上継続して行うことにこだわらなくても、たとえば**20分間の運動を10分、5分、5分に分けて行っても運動効果は同じ**です。また、5分の筋トレと10分のウォーキングを組み合わせるなど、より効率よく運動効果を得られるようにメニューを工夫すれば、効果的な運動を時短で行うこともできます。

神話

「4」

ウォーキングは毎日やったほうがいい

この神話はウソ!

自分のライフスタイルに合わせたメニューをこなしていけばOK

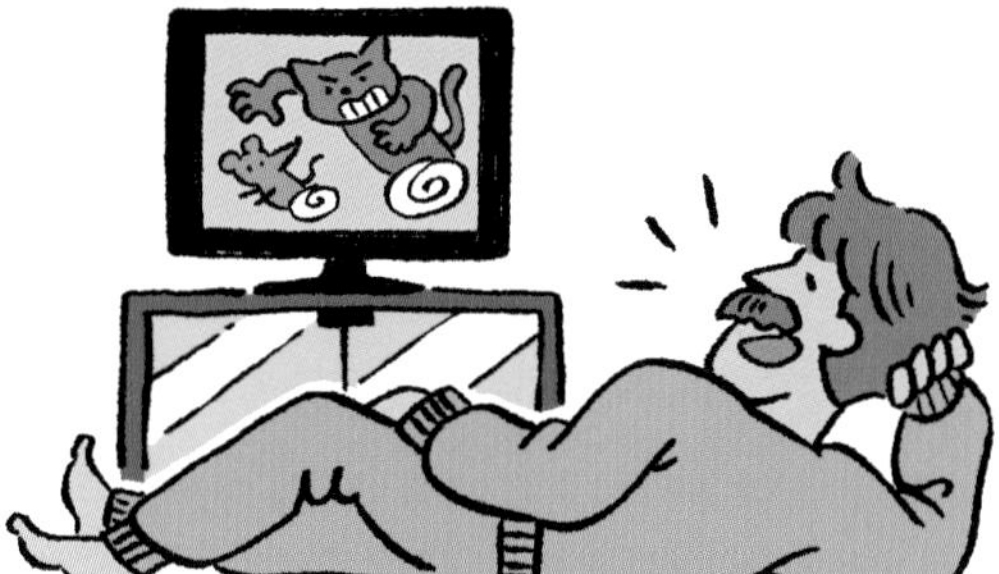

「週に3日」や「土日だけ」でも大丈夫

ウォーキングは毎日やらなければ意味がないと考えて「今日は時間がないから、せめて5分だけでも歩こう。やらないよりはいいだろう」と言う人もいます。ですがそこまでして毎日やることにこだわる必要はありません。時間がない、やる気が出ないという日には、**思いきって休んでもいい**のです。

ウォーキングの運動効果を高めていくためには、「1週間の目標メニュー」を作って、その目標を少しずつ上げていくのがおすすめです。最初は「月・水・金の3回、20分のウォーキング」や、「週末だけ」でもかまいません。重要なのは「習慣化して続ける」ということ。そこから「週5回、30分のウォーキング」などというようにステップアップを目指しましょう。

運動内容によっては休養日を作ったほうがいいこともありますが、ウォーキングは疲労回復が必要なほどの運動ではありません。要するに、毎日やってもいいし、1日おきでも、週末だけでもいいのです。まずは「継続」し、そこから「ステップアップ」していきましょう。

神話

「5」

正しいウォーキングフォームはかかとから着地する

この神話はウソ！

フォームは気にしなくていい

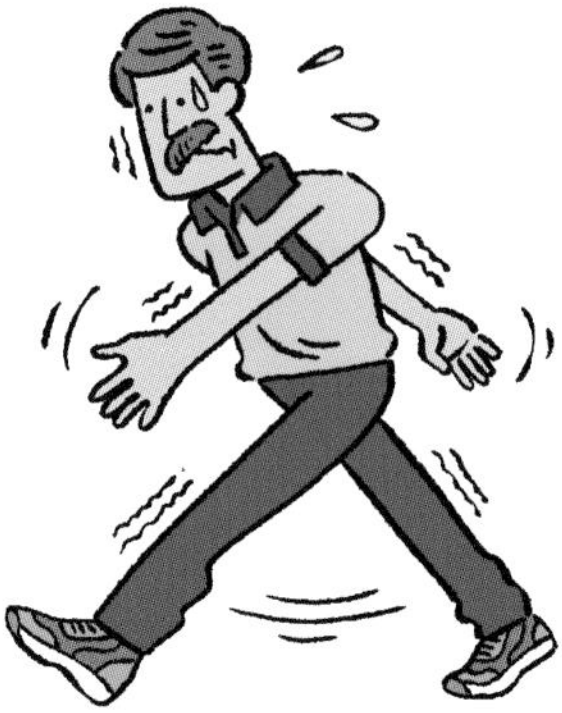

かかとから着地という意識はケガの元

かかとから着地するのがいい、ということ自体は間違っていません。ただし、それを意識しすぎて足首を曲げてつま先を浮かせて着地しようとするのは、ふだん運動をしていない人にとっては負担の大きい動きになります。というのも、足首を曲げるにはふくらはぎの筋肉の柔軟性が必要ですし、つま先を上げるにはスネの筋肉が発達していなければなりません。いきなりそれを長時間やろうとすると後半でつま先が上がりきらずに転倒の恐れが出てきます。

無理にかかとから着地しようとする必要はありません。フォームを意識せず、中足部《ちゅうそくぶ》（足裏の真ん中）から着くようにすればいいのです。

フォームについてはよく質問されますが、ウォーキングはもっとも簡単にできる運動なので、細かい部分にこだわりすぎる必要はありません。**自分が歩きやすいように歩いていれば、自然にベストフォーム**ができていきます。

そこから、歩幅を広げて速く歩くようにしていけば、運動効果が大きくなります。

神話

「6」

歩く前にしっかり
ストレッチすればケガをしない

この神話はウソ！

準備運動は
必要なし！

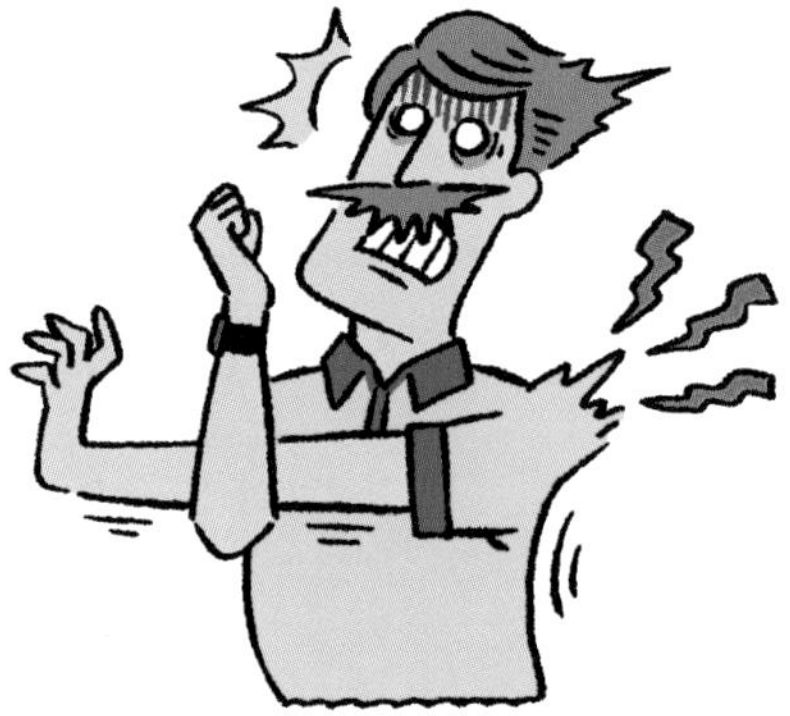

ストレッチをするならウォーキングのあと！

ウォーキングの前にアキレス腱伸ばしや肩回りのストレッチをしている人を見かけますが、**ウォーキング前にストレッチをする必要はありません**。

運動の前になぜ準備運動をするかというと、筋肉の温度を上げることで体を動きやすくするためです。ですが、多くの人が準備運動として行っているストレッチは「静的ストレッチ」（反動をつけずにゆっくり行うストレッチ）と呼ばれるもので、これには筋肉を温める効果はありません。

ウォーキングは、ほかの運動と違って開始後すぐに高いパフォーマンスを要求されるわけではないので、静的ストレッチをするよりは、ゆっくり歩きだして、少しずつ体を温めていけばそれ自体が準備運動になります。

ストレッチは、準備運動として行うのではなく、ウォーキングが終わったあとに行うようにします。運動して緊張状態にある筋肉をほぐすためです。筋細胞の自己修復を助けることになるのでケガをしにくくなり、疲労回復しやすくなります。

神話

「7」

歩く速さは
時速4〜5kmがベスト

この神話はウソ!

自分の体力に
合わせて速さを
調整する

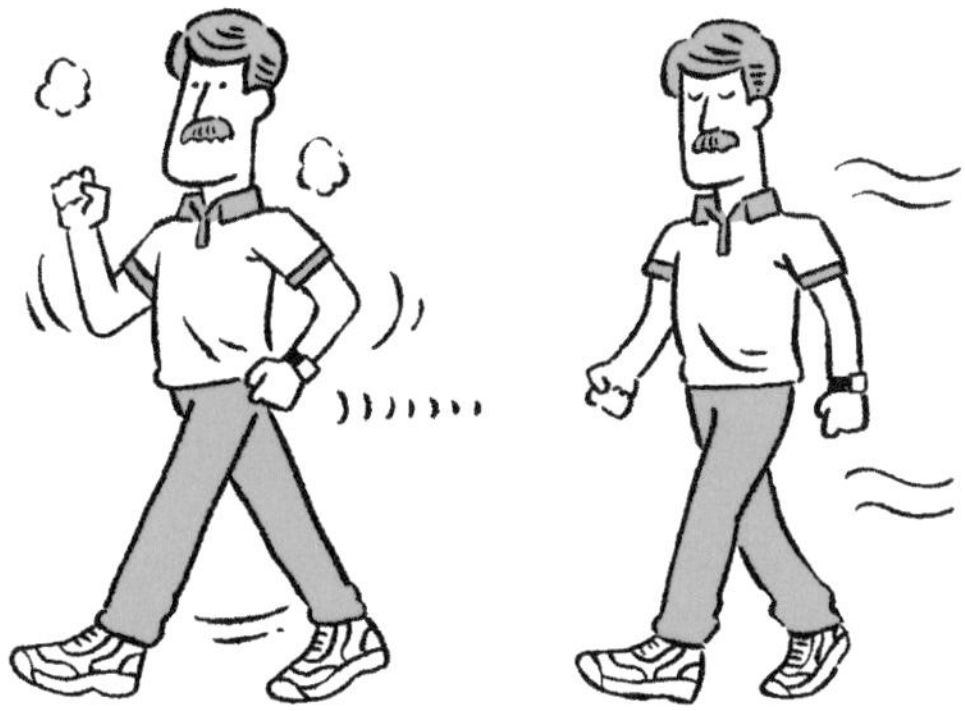

押しつけられたルールに従う必要はない

歩く速さとして時速4～5㎞をすすめる人もいれば6㎞をすすめる人もいます。何が正解か気になるところですが、「正解はない」と考えてください。

時速に限らず、距離、時間なども規定されがちですが、必ずしも一般的なルールに従う必要はありません。大切なのは「**まず習慣化すること**」、次に「**自分の運動能力に合わせて少しずつ運動強度を上げていくこと**」。すなわち、このあとで紹介するように、「速歩き ⇅ ゆっくり歩き」を繰り返したり、坂道を歩いてみたり、階段を使ったり、筋トレを組み合わせたりしてレベルアップしていくことです。

ただし、あくまでも目安として言うなら、「いつもの歩くスピード」は、時速4～4.8㎞くらいになる人が多いので、**時速4㎞台では運動レベルのウォーキングとしてはものたりない**のが実際のところ。1分間に90～110m歩くことになる時速5.4～6.6㎞以上の速度で歩くと運動レベルのウォーキングになるので、目標スピードとして意識しておきましょう。

Column 1

散歩とウォーキングはどう違う?

散歩が、歩きながら景色やその場の空気を楽しんだり、気晴らしや気分転換を行うためのものであるのに対して、ウォーキングは運動効果を期待して行うスポーツだと言うことができるでしょう。

自分のペースで歩けばいい散歩と違い、歩くことをスポーツとするウォーキングでは、一定以上の「キツさ」が必要になります。

また、散歩の場合、誰かと一緒に行うときは会話を楽しむものですが、スポーツとしてのウォーキングの場合は、「会話ができるかできないかくらい」ということが、運動効果のあるレベルに達しているかのひとつの目安になります。

ウォーキングは有酸素運動に分類されます。有酸素運動では呼吸で取り込んだ酸素を使って、体内にある糖質や脂質からエネルギーを作ります。ですから、たくさんの酸素を血液に取り込めるよう、適度に息が上がる程度で呼吸しながら歩くのがいいことになります。

会話するのがキツいくらいの歩き方をしているときは、心拍数が上がっていて、運動の目的である、心肺機能を高めたり、効率よく脂肪燃焼するなどの効果が出ていると考えられます。

第2章

効果的なウォーキングってどんなもの？

ウォーキングの効果を最大にする「心拍数」と「運動強度」

では、いよいよ最大の効果を上げるウォーキングのやり方を説明していきましょう。まず初めにポイントとなるのは、「運動強度」です。

「運動強度」とは、その運動がどのくらいキツいかの度合いです。運動強度が高ければそれだけ効果が期待できますが、高ければ高いほどよいわけではなく、経験や体力、目的などに合わせて調節することが大切になります。

運動効果を上げるには「キツさ」が目安になる

ウォーキングなどの有酸素運動を行う際、運動強度の目安のひとつとして「主観的運動強度＝ＲＰＥ」（Ratings of Perceived Exertion）があります。スウェーデンの心理学者、グンナー・ボルグ博士が考案したことから「ボルグスケール」とも呼ばれています。名称のとおり「どのくらいキツかったか」を主観的に判断するものです。

「主観的運動強度」でいうと、通常の散歩は「非常にラクである」か「かなりラクである」になります。そこで、ウォーキングを運動にするためには「ややキツい」にしていく必要があります（次ページの図参照）。

「トークテスト」と呼ばれるおよその判断基準があります。歩いていて、隣の人とぺちゃくちゃおしゃべりができたり、気持ちよく鼻歌が歌えるようであれば「非常にラクである」か「ラクである」にあたります。これはウォーキングではなく散歩です。運動効果を得るためには、歩幅を広げてペースを上げる必要があります。

いきなりペースを上げるのではなく、まず笑顔で簡単なやりとりができる程度にするのがいいでしょう。その段階で「ややキツい」になります。「ややキツい」がおよそ「速歩《そくほ》」にあたります。**速歩をウォーキングに取り入れていくと（30分のうち10分、40分のうち20分などでもOKです）、2〜3カ月ほどで全身持久力が高まったという実感が得られます。**

心拍数130を目指す

運動の「キツさ」を測るための目安になるのが心拍数です。心拍数とは1分間に何回、心臓が拍動したかをカウントしたものです。次ページのRPEの表は心拍数にも対応しています。あくまで目安ですが、表の左側に書かれている6から20までの数字の後ろに「0」を付けると、その段階でのおよその心拍数にあたります。運動習慣のない人の安静時の心拍数は毎分70～80回くらいとなり、ＲＰＥでいう「非常にラクである」がこの数値です。ＲＰＥの「ややキツい」は１３０回なので、この心拍数になる強度で行えばウォーキングが運動になります。

　ＲＰＥは参考にしやすい表ですが、人によってはやはりかなりのズレが生じることがあります。たとえば、主観的判断として「キツい」にあたるウォーキングをし

主観的運動強度（RPE）

「ボルグスケール」とも呼ばれる、
運動強度の目安。ウォーキングの場合、
ときどき速歩を取り入れ、
「ややキツい」～「キツい」を目指そう。

20	
19	非常にキツい
18	
17	かなりキツい
16	
15	キツい
14	
13	ややキツい
12	
11	ラク
10	
9	かなりラク
8	
7	非常にラク
6	

ていた20代の女性は、ＲＰＥから想定される心拍数は１５０になるはずでしたが、心拍計で測った値を見ると、96から１０４のあいだでした。

また、ジョギングの例ですが、「中野さん、苦しい。もう死んじゃいます！」と言っていた女性（50歳）の心拍数が１２０前後だったこともあります。「ややキツい」レベルに過ぎなかったわけです（11ページ下のグラフ参照）。この方の場合、心拍数が１４０以下では脂肪燃焼ゾーンに入らないので、せっかく60分も運動してもまったく脂肪が燃焼されていませんでした。こうしたことをふせぐためには、腕時計型の心拍計（57ページ）を利用することもおすすめです。心拍数や血圧などが測定できるスマートウォッチを利用するのもよいでしょう。

最大心拍数×目標強度＝目標心拍数

心拍数を運動のキツさの目安にする際は「目標心拍数」を設定しましょう。

目標心拍数は、最大心拍数から計算します。最大心拍数は心拍数のＭＡＸ値のようなもので、加齢とともに下がっていきます。

およその**最大心拍数は「２２０－年齢」で計算します**（個人差はあるのであくま

で目安です）。50歳だとすれば「２２０－50」で毎分１７０回がおよその最大心拍数だと考えられます。

最大心拍数に目標強度を掛けたものが目標心拍数です。「ややキツい」にあたる中程度の運動強度が、最大心拍数の60～80％くらいになります。そこで、最大心拍数１７０の人であれば、「１７０×０・６～０・８」で、目標心拍数は１０２～１３６となります。この心拍数になる運動ができれば、全身持久力の向上やダイエット効果を狙うことができるわけです。

目標心拍数を設定する際、個人差まで考慮するなら「カルボーネン法」という計算式を用います。最大心拍数はやはり「２２０－年齢」で算出しますが、計算式には自分で測った安静時心拍数を加えます。安静時心拍数とは、朝起きて、ふとんから体を起こしたときに測った心拍数です。

左ページの「カルボーネン法」の式に合わせて計算します。50歳で安静時心拍数が毎分80の人が70％の強度で運動するなら、「｛(２２０－50)－80｝×０・７＋80」で、１４３となります。こうして算出した目標心拍数で歩けば、より合理的に運動効果を得られます。

「自分に最適」な運動強度を算出する

自分に適した運動強度は、運動したときの心拍数を目安にする。

カルボーネン法による「目標心拍数」の計算式

目標心拍数＝
{最大心拍数（220-年齢）-安静時心拍数}
×目標運動強度（%）＋安静時心拍数

最大心拍数（毎分）の目安は、「220-年齢」。

例 50歳の場合は「220-50＝170」を
最大心拍数として計算する。
安静時心拍数が80、運動強度が70%だとすると
{（220-50）-80}×0.7＋80＝143で
「143」が目標心拍数となる。

目的によって、1日の中でいつやるべきかが変わる

ウォーキングの運動強度を高めることによって身体能力は鍛えられ、一生歩ける体に近づきます。それと同時に強調しておきたいのが、**「何を目的とするか」によって、ウォーキングをやるべきタイミングが変わってくる**ということです。

たとえば、健康診断で糖尿病予備軍と診断され、医師からウォーキングをすすめられたとしましょう。その場合は、「糖尿病予防」を意識して行う必要があります。

食事をすると血糖値が上がります。その際、膵臓《すいぞう》からインスリンというホルモンが分泌されて糖を細胞に取り込み、エネルギーとして利用します。しかし、長期にわたりインスリンを働かせすぎるなどして分泌量が減少したり、機能が低下してしまうと、血液中の糖を吸収できなくなります。これにより慢性的に血糖値が上がった状態になるのが糖尿病です。血管を傷つけるため動脈硬化が起こりやすくなり、心筋梗塞や脳梗塞の危険が高まるほか、網膜や腎臓などに合併症を引き起こすこともあります。また、一度なってしまうと完治することのない怖い病気です。

そこで予防が大切になります。どうすればよいかというと、食事で摂った糖を筋

肉で使ってエネルギーに変え、血糖値が高い状態をできるだけ短くすればよいわけです。糖＝エネルギーであり、筋肉はもっともエネルギーを使う器官だからです。**血糖値のピークは食後30分～1時間前後にくるので、その時間内にウォーキングをするのがベスト**です。3食のたびにやるのが理想ですが、1日1回だけでも食後に10～20分程度歩くようにするといいでしょう。

一方、**すでについてしまっている脂肪を落としたいなら食前が効果的**です。血液中の糖質が減っている空腹時にウォーキングなどの運動をすれば、脂肪を分解してエネルギーを生み出そうとするからです。反対に、食後に運動をすると摂ったばかりの糖質から優先して使っていくので、脂肪燃焼にはつなげにくくなります。

ちなみに、食後すぐは運動してはいけないと思っている人も多いのですが、これも迷信です。確かに、食後すぐに体を動かすと造血が間に合わず、消化と運動のあいだで血液の取り合いになることでいわゆる横っ腹（膵臓）が痛くなることがありますが、ウォーキング程度の運動なら問題ありません。もし痛くなったら速度をゆっくりにすればよいのです。

「ダイエットなら食前」「糖尿病予防なら食後」。これはぜひ覚えておいてください。

筋トレとの組み合わせで劇的に効果がアップする

心拍数に注目し、運動としてのウォーキングが習慣化できれば、体脂肪を落として全身持久力を高めるなどの健康増進効果が期待できます。ただし、それだけでは「一生歩ける」体を作るという観点から言えば不十分です。

一生歩ける体作りのためにいちばん大切なのは、やはり筋肉です。筋肉は体の中でもっともエネルギーを使ってくれる器官であり、骨格を支え、内臓が正常に働くのを助け、関節や腰の痛みなどをふせいでくれる器官でもあるからです。特に下半身には体の中でもっとも大きな筋肉がありますが、それは体全体を支える必要があるからです。そして言うまでもなく、いくら上半身を鍛えたとしても下半身が衰えてしまったらほんの少しの距離でも移動が困難になります。**一生歩ける体になるためには下肢の筋肉を鍛えることが必要不可欠なのです**。ところが、通常のウォーキングだけでは、筋肉を鍛えるのに限界があります。

そこで少しでも筋力アップの効果を高めるためには、ウォーキングのなかで**歩幅を広げる意識を強くする**こと、**階段や坂道の上り下りを取れ入れる**ことなどが大切になります。

そして、ぜひウォーキングに合わせて行ってもらいたいのが**下半身の筋トレ**です。

筋トレというと、とたんにおっくうに感じてしまう人もいるのですが、ジムに通ったりする必要はありません。80ページから紹介する簡単なエクササイズを5分程度行うだけでも十分な効果を期待できます。

筋トレとは、筋肉を大きくすることを目的としたトレーニングのことなので、ジムに通って行うようなウェイトトレーニングだけが筋トレではありません。今回紹介しているのは「スクワット」（81～83ページ）、「ランジ」（84～85ページ）など基本となるトレーニング5種類です。スクワットはその場でしゃがむ運動、ランジは片脚を大きく踏み出す運動です。ダンベルのような道具は使わなくても、こうしたシンプルな運動だけで十分な筋トレになります。また、もともと大きな下半身の筋肉を鍛えればエネルギー消費量も上がるので、ダイエットや糖尿病予防にも効果的です。

運動強度を上げたウォーキングに少しばかりの筋トレを加える。これこそが、ウォーキングの効果を最大にするためのキモなのです。

短時間の運動でも効果をアップするための秘策とは？

高齢の方がウォーキングを始めると「自分にもやれる」ということが自信になり、1時間くらい、あるいは2時間、3時間と歩き続けるようになる人もいます。これは一見すばらしいことのようですが、大抵はかなりゆっくりのウォーキングなので心拍数は上がりません。すでにお話ししてきた通り、これでは筋力の強化にも心肺機能の強化にもつながらず、脂肪燃焼もされません。もちろん気分転換や日光を浴びるなどの効果はありますが、運動としての効果はほぼゼロだと考えていいでしょう。それどころか、加齢によって衰えた筋肉が骨格をしっかりと支えられていない状態で長時間歩き続けるのは危険だともいえます。関節だけに多大な負荷がかかり、膝痛や腰痛、股関節痛を引き起こす恐れがあるほか、転倒のリスクも増すからです。健康のために始めたウォーキングによって逆に歩けなくなってしまっては本末転倒です。

ではどうしたらよいか。1時間や2時間、同じ関節を使い続けるウォーキングをするよりは、**適度なウォーキングに筋トレを組み合わせた方が、健康維持にははる**

かに効果がありますし、不要な故障を避けるという意味で安全でもあります。たとえば、1時間ウォーキングをしている方であれば、45分のウォーキングに15分の筋トレを組み合わせるのです。

初心者の方が30分のウォーキングから始めたとしましょう。歩くスピードが速くなってくれば、そのコースは25分で歩けるようになります。そこで短縮できた5分を筋トレにあてるのがおすすめです。

つまり**「30分のウォーキング」→「25分のウォーキング＋5分の筋トレ」に発展させる**ということ。さらに歩くスピードが速くなれば「20分のウォーキング＋10分の筋トレ」にも発展させていけます。

このとき注意したいのは、**筋トレはウォーキングの後ではなくウォーキングの前にするのがいい**ということです。脂肪燃焼を考えるならとくにそうです。筋トレを行うと成長ホルモンが分泌されて脂肪が燃焼しやすい状態になるので、歩く効果がいっそう高くなります。時間の都合やトレーニングの目的などでも変わってきますが、**「筋トレ→ウォーキング→ストレッチ」の順番が基本**になると覚えておいてください。

心臓、関節、筋肉。ウォーミングアップの意味を考えよう

ウォーミングアップとは準備運動、肩慣らしなどと訳されますが、直訳すればわかるように「体を温める行為」です。運動を始める前にアキレス腱を伸ばすなどのストレッチをする人は多いのですが、このような静的ストレッチでは筋肉の温度はあまり上がらないので、ウォーミングアップとしての意味はありません。

ウォーキングの場合は、ストレッチや体操などをしなくても、歩き始めればそれがウォーミングアップになります。**全身の筋肉の約3分の2は下半身に集中しているので、歩いて下半身を動かしていれば筋肉の血液循環が良くなり、全身が温まっていく**からです。

また、準備運動には関節を動かすという役割もあります。関節を伸ばすと滑液《かつえき》が出て関節の滑りが良くなるのです。ウォーキングなら、この点でもまず歩き始めることで関節を動かしていることになります。

もうひとつの役割は、心臓の準備です。私くらいの体格（身長178cm、体重73kg）であれば、平静の状態で大体5～6リットルぐらいの血液が体内を循環してい

ます。ですが、運動——たとえば走るとすると5～6倍ぐらいの血液が必要になってきます。ウォーキングなら3倍ぐらいでしょう。

すると、それだけの血流量は一気には増えないので、最初は少ない血液で体を動かすことになります。そのため心拍数が速くなるのです。ですからウォーキングでもスタート時は心臓がばくばくしやすいのですが、時間が経つと血液が補填され、少ない心拍数でも血液が回るようになり、心拍数が落ち着いてラクになってきます。ここまでの流れが準備運動だと考えましょう。

つまり、**最初はゆっくりのペースで歩き出し、そのあいだに筋肉と関節、心臓を少しずつ動かして血液を補填させていくという流れ自体がウォーミングアップ**ということです。ですから、いきなり大股で歩いたり、速いスピードで歩くといったことをしなければ、特別な準備運動は必要ありません。

体が十分に温まり、心拍数が落ち着いてきたら、歩く歩幅を広くしたり、スピードを上げたりして負荷をかけていきます。「あそこの信号まで行ったらちょっとスピードを上げよう」などと調整してみてください。

「飽きずに続けられる」から「運動効果アップ」のコースへ

コース作りは、最初は運動負荷よりも継続することを優先して考えましょう。「このくらいの距離なら歩けるはず」「あの道は緑が多くて気持ちがいい」など好みで決めていきます。「ちょっと遠めのスーパーや本屋などに行って、買い物して帰ってくる」といったことでもかまいません。目標地点まで何度も往復するような周回コースにするのではなく、ぐるっと回って帰ってくる一筆書きのコースが人気です。そのほうが気分的に飽きずに歩き続けられるからです。

そのコースに慣れてきたら、運動効果を上げることを考えます。

最初に歩いていたのをAコースだとします。何度もAコースを歩いていれば、最初は30分で歩いていたところを25分や20分で歩けるようになっていきます。そこで筋トレをプラスするのと同時に、ウォーキング自体もレベルアップしていくとよいでしょう。つまり、同じ時間内で距離延長を考えてみるのです。

最初は30分かかっていたAコースを25分で歩けるようになったら、同じ30分でもっと長距離を歩くことができるはずです。そうしたら、その速さで30分かかるB

コース例

さまざまな変化をつけよう！

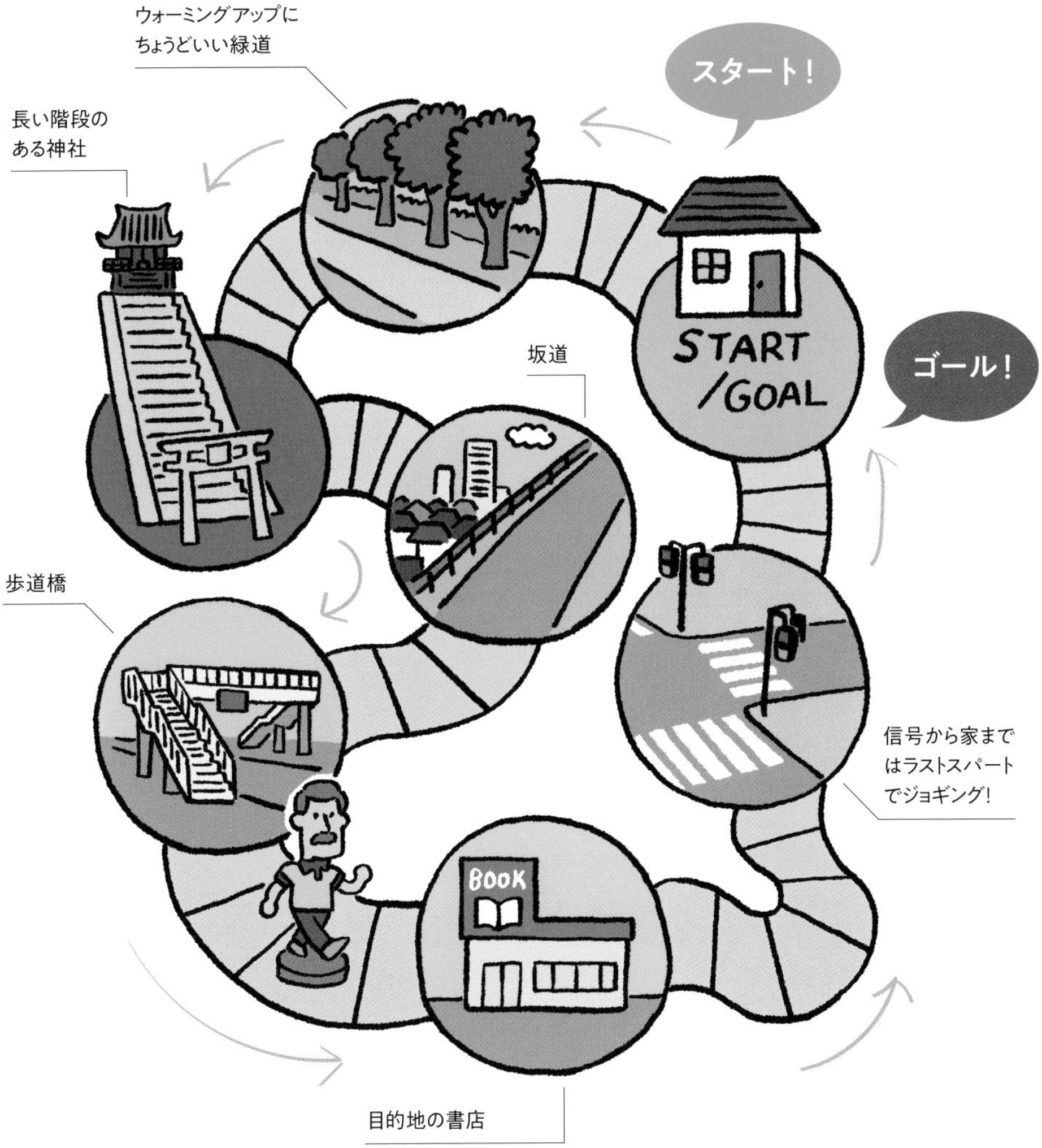

コースを作ります。そのBコースも25分で歩けるようになったなら、また距離を延長したCコースを作ります。

坂道や階段をコースに組み込む

距離だけではなく「ハードさ」という観点からもコースを考えられます。

運動効果を高めるためにいいのは、階段や坂道のあるコースを設定することです。**階段の上り下りなどは筋トレの意味を持つので、ウォーキングのコースに取り入れた場合には運動負荷をぐっと高められます**。歩道橋を使う、階段のある神社やお寺にお参りする……などといった工夫もできます。バランスを取りにくい海岸の砂浜などを歩けば、ふだん使わない筋肉が刺激されます。

トレッキングと呼ばれる山歩きもいいものです。ひと月に一度、自然に親しむトレッキングをしているだけでは運動効果はあまり期待できませんが、日頃は近所のウォーキングで鍛えたうえで、月に一度くらいトレッキングに出かけてキビキビと歩くのは理想のやり方です。山道は舗装された道路と違って木の根や石ころが転がっていたり、滑りやすい箇所があったりします。こういう道を歩くためには体のさまざまな筋肉を使うと同時に、転倒しないよう注意を払いつつ体のバランスを取る必要があるため、実は脳を非常に使っているのです。

脳の老化を防止するには脳を使うのが一番。「認知症防止」をうたった脳トレパズルやクロスワードパズル、あるいは塗り絵といったものがシニアに人気ですが、脳科学の研究によるとそれらの活動で使われる脳の領域はごく一部だといいます。それよりも、**山に行って新鮮な空気を吸い、リラックスしながら一歩一歩しっかりとバランスを取って、文字どおり「全身を使って歩く」ということをしたほうが、よほど脳を使っている**ことになるでしょう。

いろいろとコースを考えていくなかで、「最初に決めたAコースはもう卒業した」などと決めつける必要はありません。いくつかのコースができたなら、気分次第で「今日は軽め」「今日はしっかり」など、毎日、そのなかからコースを選択するのも楽しいものですし、軽いコースがあるというのも、運動に対する心理的負担を軽減してくれますから、有効活用してみてください。

ウェアやシューズはどう選ぶ？

ウォーキングには、「必ずこれでなくてはならない」といった装備はありません。Tシャツにストレッチデニムなど、動きやすいものなら普段着でもOKです。そういう手軽さがウォーキングの良さであり、「ウォーキング＋買い物」「ウォーキング＋カフェ」といった「ついでウォーキング」も可能になります。運動強度を上げて「今日は汗をかくくらいしっかり歩くぞ！」というような段階になれば、もちろんお気に入りのトレーニングウェアにするのもいいでしょう。

一方、シューズ選びは大事です。おすすめは、**ウォーキングシューズとして売られているものではなく、ランニングシューズ**。ウォーキング専用でもいいのですが、ランニングシューズのほうがデザインや機能のバリエーションが豊富で、選択肢が広がります。

ランニングシューズの場合、上級者モデルはとても軽いのですが、店員さんにウォーキングに使いたいと伝え、**少し重めの初心者モデルを選びましょう**。というのも、初心者モデルは筋肉の不足を補うためにソール（靴底）が厚く、衝撃をよく吸収してくれるようになっているからです。上級者用の軽すぎるシューズを選ぶと、逆に足に負担がかかりすぎてしまうので注意してください。

シューズを選ぶ際の最重要ポイントは、履いたときに「足が包まれている」ように感じるかどうか。同じメーカーでもモデルによってフィット感はかなり違うので、必ずたくさん履き比べてみてください。昔に比べ、今のシューズは驚くほど履き心地がいいので、それも歩くときのモチベーションになるでしょう。価格帯は、1万円前後のもので十分です。

もうひとつ用意してほしいのは、心拍計です。きちんと運動強度のある運動ができているかを確認するのには必須です。腕時計型のものがよいでしょう。GPS機能がついているものであれば、どれくらい歩いたかの距離もそれひとつで測ることができます。価格も3000～1万円くらいとさまざまなものが出ているので、使いやすそうなものをさがしてみてください。

Column 2

脳トレよりもウォーキングが脳に良い理由

ウォーキングは認知症予防にもつながるといわれています。

シニア世代にはパズルなどの「脳トレ」が好まれますが、それ以上に運動が効果的だと私は考えています。

AI（人工知能）がどんどん進歩していくなか、二足歩行のロボットが完成するまでにはずいぶん時間がかかりました。バランスを取りながら二本足で立って歩くというのは、それだけ難しい行為だからです。人間は座っているときより立ったとき、また、普通に立っているより片脚で立ったときのほうが脳の情報処理量が圧倒的に多くなります。歩くという動作も「片脚になる状態の繰り返し」なので、歩くだけでも脳トレになるわけです。手軽にできるトレーニングとして片脚立ちをしたり、運動器具のバランスボールを使うのもおすすめです。

運動が好きになると、運動することによって脳でβ-エンドルフィンが作られるようにもなります。こうしたホルモンも脳の活性化につながるのです。

第 3 章

ウォーキングの効果を最大化するための6つのステップ

STEP 0

まずは2週間続けることを目標に

この章では、効果の高いウォーキングを習慣化するための具体的なステップを実践していきましょう。

「運動は毎日〇分以上しないと意味がない」「週〇日しないと効果が出ない」。

運動に関するこうした〝常識〟がよく信じられていますが、これもまた運動神話のひとつ。日数や回数にこだわるより、歯磨きや入浴のように「やらないと気持ち悪い」と感じるくらい当たり前の状況を作ってしまえば、細かい頻度を意識する必要はなくなります。

運動は継続することが第一。「週に〇日はやらなくては」とかまえすぎてやらなくなるよりは、最初はできるだけハードルを下げて、「やるのが当たり前」の感覚を作りましょう。

まずは「2週間続けること」から試してみてください。**2週間続けると、習慣化しやすい**からです。そのまま続けていれば、そのうち朝起きて顔を洗わないと気持ち悪いのと同じように「歩かないと気持ち悪い」くらいになっていきます。

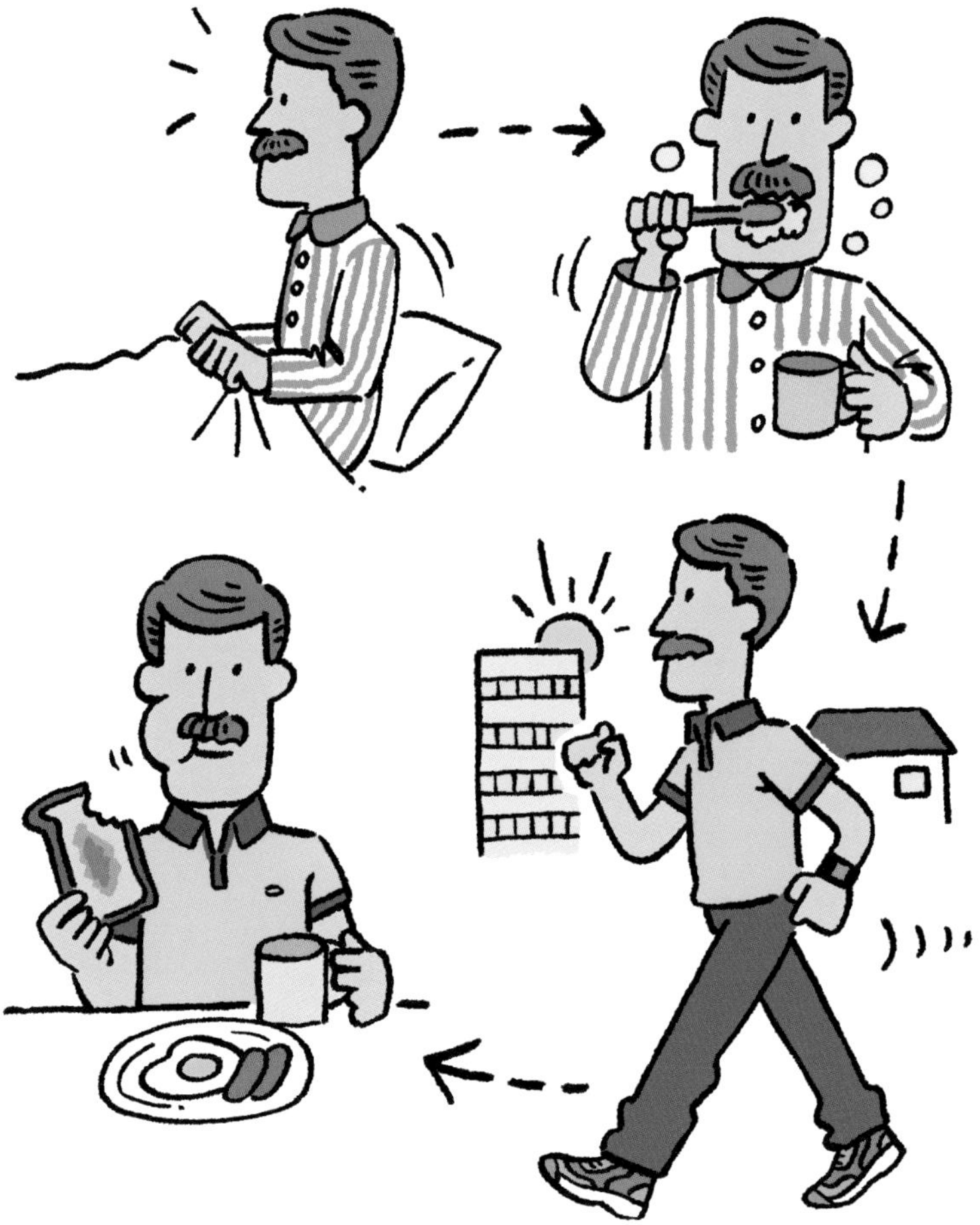

運動を生活に組み込んで、「やるのが当たり前」の感覚を作ろう。

STEP 1

歩くタイミングを決める

人は大抵、知らず知らずのうちに行動をルーティン化しているものです。起きたあと、顔を洗う→朝食をとる→歯磨きをする→着替える……などというように毎日、およそ同じ順番で進めていきます。こうした**行動パターンの中にウォーキングを溶け込ませてしまうと習慣化しやすくなります**。

まず「どのタイミングがいいか」を自分の生活リズムに合わせて考えてみましょう。成功例が多いのは「起床後」や「帰宅後すぐ」です。

起床後の場合は、朝のルーティンにそのままプラスできるので生活習慣の流れに組み込みやすくなります。「朝食後」や「昼食前」など、44ページで紹介した目的別のタイミングに合わせて設定するのもよいでしょう。帰宅後すぐのタイミングもおすすめです。家に帰って少し休もうとすると落ち着いてしまうので、荷物を置いて着替えたら即座に出かけるようにします。歩いた後、すぐに入浴すると爽快です。

ビジネスマンでは、ランチタイムを利用する人もいます。メリハリがつけやすく、仕事の能率が上がりやすいようです。

CCCメディアハウスの新刊

penBOOKS

新1冊まるごと佐藤可士和。[2000-2020]

ユニクロ、国立新美術館、くら寿し、今治タオル、セブン-イレブン、楽天、日清食品……etc. 誰もが一度は見たことのある佐藤可士和が手掛けたデザインとブランディングの仕事の数々。「佐藤可士和展」に合わせて10年ぶりに大幅増補改訂。[柳井正 対談2010年&2020年版][ALFALINK構想]も収録!

ペン編集部 編

●本体2000円/ISBN978-4-484- 21201-2

スタンフォード大学発

食物アレルギー克服プログラム

今、「アレルゲン回避」から世界の治療法は大きく転換している。免疫を再訓練することで体を正常な状態に戻し、食物アレルギーを治していく。スタンフォード大学アレルギー・喘息研究センター長による最新研究レポート&治療法。

ケアリー・ナドー、スローン・バーネット 著/山田美明 訳

●本体2200円/ISBN 978-4-484-21102-2

女ふたり、暮らしています。

韓国で話題の名作エッセイが、ついに日本上陸! 単なるルームメイトでも、恋人同士でもない女2人と猫4匹の愉快な生活。一人暮らしに強い孤独や不安を感じ始めたキム・ハナとファン・ソヌは、40代を目前に、尊敬できて信頼できて気の合う相手を人生の「パートナー」として選んだ。家父長制の下で我慢を強いられる結婚はまっぴらごめんだった。

キム・ハナ、ファン・ソヌ 著/清水知佐子 訳

●本体1500円/ISBN 978-4-484-21103-9

定年後から始めて一生歩ける!

最大効果のウォーキング

「1日1万歩」歩いても、死ぬまで歩ける体はつくれない!! 誰でも手軽に始めやすいウォーキングですが、むやみに長距離や長時間歩くのは、ひざや腰への負担がかかるばかりで逆効果! 健康のためにしっかりと体力と筋肉をつけたいなら、「負荷」のあるウォーキングを心掛けましょう。一生自分の足で歩くためのウォーキングのコツをお教えします。

中野ジェームズ修一 著

●本体1400円/ISBN 978-4-484-21202-9

※定価には別途税が加算されます。

CCCメディアハウス 〒141-8205 品川区上大崎3-1-1 ☎03(5436)5721
http://books.cccmh.co.jp /cccmh.books @cccmh_books

STEP 2

30分歩けるようにする

生活に溶け込ませることを目標に1日5分から始めたとしても、そのままでは運動強度が足りないので「1日30分」まで延ばしていくことを次の目標にしましょう。「30分×1回」でもいいですし、「10分×3回」でもかまいません。

そこに達するまでの過程には決まったスケジュール設定はないので、途中で挫折しないように自分のペースで延ばしていくのがいいでしょう。

最初から「キツいけど頑張った！」というギリギリの目標設定をするより、終わったあとに「もうちょっと歩きたかったな」と思えるような腹八分目的なところでやめておくのが継続のコツです。そうすると、次回へのモチベーションが上がるからです。アスリートがレベルアップを目指すのであれば自分を追い込むことも必要ですが、一般の人が健康を目指すなら、とにかくマイペースで継続することが第一です。運動強度を急に高めるとどうしてもヘトヘトになりやすく、次にやるのがおっくうになりがちです。運動強度を徐々に高め、少しずつ歩く時間を増やしていけば、30分歩けるようになります。

STEP 3

30分の中で強度を上げる

30分歩けるようになったら、その30分の運動強度を上げていくようにします。自分がきちんと運動効果のあるレベルのウォーキングができているかどうかは、歩いているときの心拍数を測ってチェックしてください（38ページ）。

測ってみて心拍数があまり上がっていなかったら運動強度を上げましょう。そのときの基本は、「**歩くスピードを上げること**」と「**歩幅を広げること**」です。

運動レベルにするための目安となるスピードは時速5・4〜6・6㎞です。一般の人は時速4㎞台で歩いている場合が多いので、「時速5・4㎞で歩いてみましょう」と指導すると、その速さに驚く人がいますが、運動効果を期待したいのであれば、そのくらいのスピードを目標にしておきましょう。

時速5・4㎞で30分歩くとすると、距離は2・7㎞になります。スマホの地図アプリなどで調べれば家から目標地点までのおよその距離はわかるので、このコースなら1周約3㎞、このコースなら片道1・5㎞などと見当をつけておくとスピードの調整がしやすくなります。最初はキツいと思っていても、慣れてくれればそれほど無

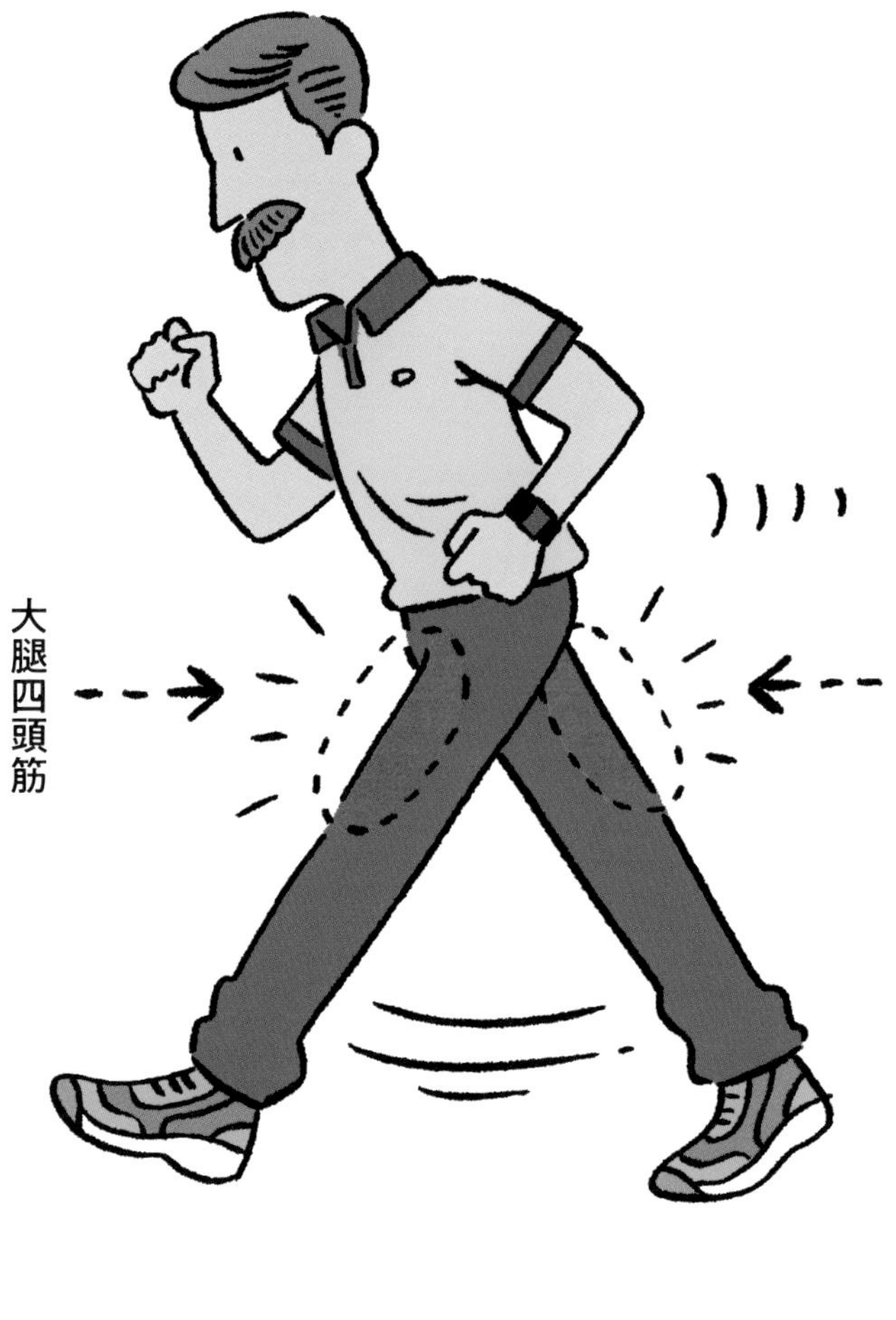

「前傾姿勢」で「歩幅を広げる」と大腿四頭筋とハムストリングスに効く!
歩く速度も上がり、運動効果がアップ。

理な速さではないのがわかるはずです。

時速5・4kmにしたとき、「この速さなら、歩くより走ったほうがラクだ」という人もいますがそんなことはありません。通常、時速7km（1km＝8分34秒ペース）くらいまでは、走るよりウォーキングのほうがラクで、そこを超えると走ったほうがラクになるといわれています。

またランニングはスピードを上げてもそれほど酸素消費量は変わらないのに対して、**ウォーキングではスピードを上げれば上げるほど酸素消費量が上がる**ことがわかっています。かなり厳しい速さではありますが、時速7・5kmくらいにすると、ウォーキングでランニングと同じくらいのエネルギーが消費されます（ランニングのペースは個人差がありますが、時速8kmくらいから始める場合が多いでしょう）。

そこまでにするのは厳しいという人も、できれば時速6km（1km＝10分ペース）くらいを超えるペースで歩くことを目標にしていきたいところです。

歩幅を広げるとハムストリングスに効く

歩幅も広げるようにしたほうが運動効果は上がります。

無理をする必要はありませんが、**目安としては「身長の45〜50％」**と考えてください。身長170㎝なら76・5〜85㎝、身長150㎝なら67・5〜75㎝です。

もう一点、意識してほしいのは姿勢です。よく、背筋を伸ばして姿勢良く歩こうとしすぎて体が後傾気味になる人がいるのですが、その姿勢でスピードアップするのは難しいですし、バランスを崩して転倒しやすくなります。**どちらかというと前傾気味になるようにしましょう。走っているときの姿勢に近い状態です。**それによってスピードが上がって歩幅が広がれば、ももの前側の大腿四頭筋と、後ろ側のハムストリングスの双方を鍛えられます。ハムストリングスは衰えやすく鍛えにくい筋肉ですが、ウォーキングで鍛えると脚を蹴り上げる力がつき、ジョギングへの移行もしやすくなります。

STEP 4

歩いた距離を測る

30分のウォーキングの中で、歩く速度をスピードアップしていくと自然に距離が延びていきます。そこで次の段階としては、**時間は変えずに距離を延ばしていきましょう**。漫然と30分歩くだけだと運動強度を上げづらいのですが、「30分で○○まで歩く」という目標なら立てやすいですし、達成感も得やすく、運動のモチベーションになります。

今はスマートフォンやスマートウォッチのアプリで、スタート地点とゴールをマーキングすれば簡単に距離を測ることができますので、ぜひ利用しましょう。

一般的に、ウォーキングでは距離よりも歩いた時間を意識している人が多いのに対して、ランニングでは距離と速度を意識している人が多い傾向があります。「10㎞を65分で走った」「月間２００㎞走破を達成した」など、いろいろな目標設定をできるからです。そこからさらに「ハーフマラソン（21・０９７５㎞）で2時間半を切りたい」といった目標も立てられます。将来的にランニングに移行するならそういった考え方に慣れておくと、スポーツとしてのウォーキングにさらに近づけます。

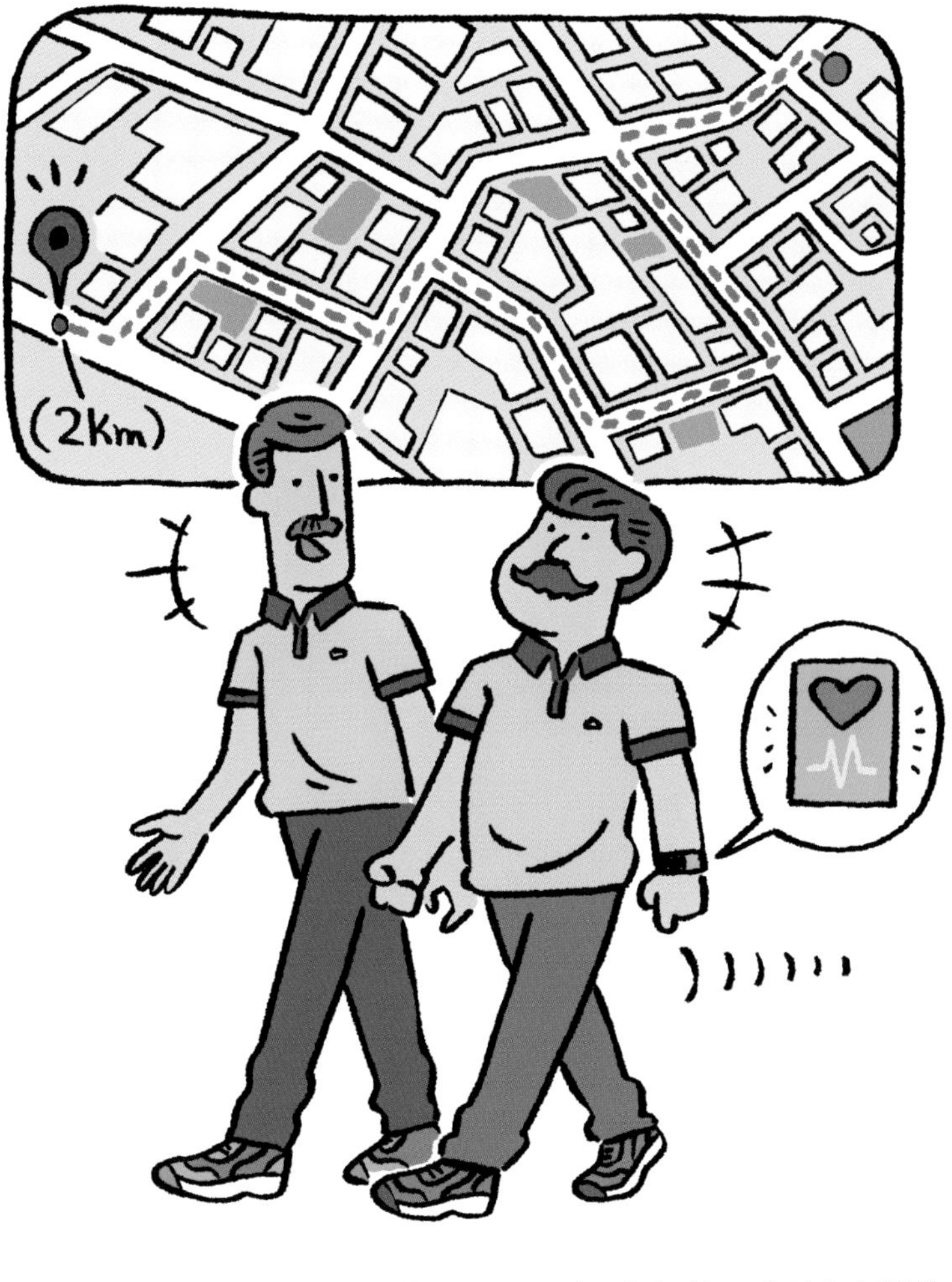

スマートフォンやスマートウォッチを使って、30 分でどれくらい歩けたか距離を
計測しよう。記録していくと体力向上を自覚できる。
心拍数もメモして運動効果の目安にしよう。

STEP 5

同じ距離の中でイージーとハードを繰り返す

距離が延びてきたら、歩き方にも工夫を加えましょう。

心肺機能を鍛えるために行う**「インターバルトレーニング」**というものがあります。ランニングを例に取ると、一定の間隔ごとに「速いラン」と「ゆっくりのジョグ」を交互に繰り返しながら走る方法です。ずっと同じ負荷がかかっているより、イージーとハードが交互にくるほうが心肺に負担がかかり、負担が大きい分だけ効果が期待できるのです。

時間あるいは距離の一定間隔で、ゆっくりと速いを切り替えるようにするのが基本です。ただし街中でそれをやろうとすると、途中で信号待ちになってしまうなどの不具合も出てきます。あまり正確さにこだわらず、ざっくりと「速い ⇅ 遅い」を繰り返す意識で取り組めば大丈夫です。ウォーキングの場合でいえば、**「3分ごと」とか「信号があるごと」に「ゆっくり歩き」と「速歩」を繰り返すようなやり方がいいでしょう**。それだけで、漫然と歩くよりも運動としての意識が生まれ、効果は上がってきます。ハード部分に坂道や階段を組み入れるやり方もあります。

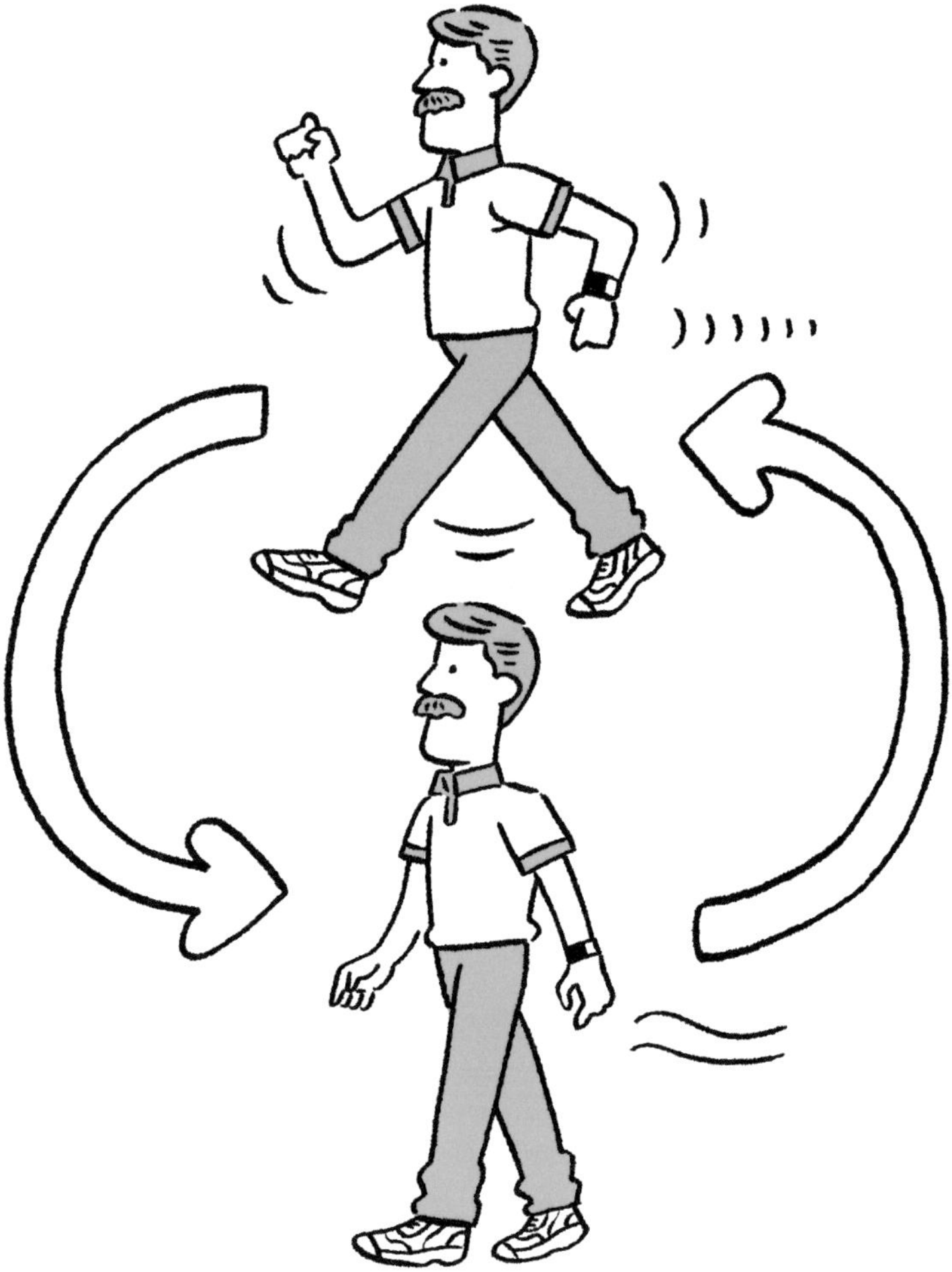

「速い」「ゆっくり」を繰り返すと運動効果が高くなる。
ずっと速歩きしなくてもOK。

STEP 6

ジョギングと筋トレを取り入れる

さあ、ここまで来れば「歩くだけでは物足りない」と感じる方もいるはずです。いよいよ、ウォーキングからランニングへステップアップするときです。

ランニングというと急にハードルが高く感じる方もいるのですが、ステップ5のインターバルトレーニングですでに速歩を取り入れているので、その部分をランニングに置き換えるだけです。それならできそうでしょう？　ゆっくり歩いたら少し走る。またゆっくり歩いて少し走る。「速歩」と「ジョギング」を交互に行うわけです。

この場合も、厳密に3分ごとなどと決める必要はありません。**速歩のスピードが上がってきたとき、そのままジョギングに移行して、つらくなってきたら無理せず速歩に戻す**。それぞれの時間を均等にしなくていいので、最初は「速歩の中にジョギングを混ぜる」くらいの意識でいいでしょう。ウォーキングの効果を最大にするには、とにかくいかにして体に負荷をかけていくかが重要なので、調子の良いときは速歩やジョギングを多めにして高負荷にし、疲れているときはただのウォーキングにする、というように、自分でアレンジしていけばいいのです。

筋トレをプラスする

同じ距離の中で速歩やジョギングをするパートが増えると、必然的に早く終わるようになります。つまり、もともと30分かかっていた距離を、28分、25分と早く終えられるようになるのです。そうしたらコースを見直して距離を延ばすことのほかに、私がおすすめしたいのは筋トレを取り入れることです。

「この距離は25分でいけるな」と思ったら、最初の5分を筋トレにあてるのです。

そもそもウォーキングは、加齢に伴って減少する筋肉を維持、育成することがもっとも重要な目的です。とくに、一生歩くためには下肢の筋力アップは絶対に欠かせません。しかし、歩くだけでは筋力アップ効果はあまり期待できないのです。

そこで筋トレを組み合わせることが最善の策になります。第二章でウォーキングにウォームアップは必要ないとお伝えしましたが、**準備運動がわりに下肢の筋トレを行えば、血液が温められて最初からスピーディーに歩けるという効果も生まれます。**

次章で、ウォーキング前に行う手軽な筋トレを紹介します。

One more tip!

挫折をふせぐ方法

小さな成功体験を増やす

途中で挫折しないためには「達成感」「成功体験」がキーワードになります。

人間の脳は、失敗するとやる気を失い、成功による達成感を得られるとやる気が続く性質があります。そのため、大きな目標をひとつ掲げるよりも、すぐに達成できそうな小さな目標を数多く設定するほうが挫折せず続けるモチベーションになります。

たとえば、「毎日30分のウォーキングを行う」という目標を設定していると、それをやれない日があったときに「決めたことを守れなかった……」と落ち込み、それが失敗経験となってそこでやめてしまう、ということが起こります。

そこで、それを失敗とは考えないで済むルール作りをあらかじめしておきます。たとえば、どうしてもやる気が起きないときは「家の周囲を1周するだけでＯＫ」としておくなど、「こんな状態でも続けられた！」と、**絶対に達成できるようなと**

ことんハードルを下げた目標も作っておくのです。これなら「決めたことを守れなかった」と落ち込むことをふせげます。

そうして1週間の目標を達成できたなら、「来週も大丈夫だ！」という見込み感が抱けます。それが、目標達成のための大きな力になります。

「簡単コース」「ハードコース」の選択肢を用意しておく

コース作り、コース選択にも工夫ができます。52ページからでも少しお話ししましたがコンディションや気分に合わせて選択できるよう、あらかじめ複数のコースを用意しておくのです。

たとえば、**「Aコースは10分」「Bコースは20分」「Cコースは階段が多いハードな30分」の3つのコースがあるとしましょう。今日はなんだかやりたくないな、という日も、簡単なコースがあることで「Aならできるかも」という気になり、とりあえず家から出ることができます**。ここが非常に大事です。

私自身、どうしても気持ちが乗らない日も、気楽なコースがあることで、気分的に少しラクな気持ちで出発できた経験があります。ぜひおすすめしたい方法です。

Column 3

103歳の祖母も筋トレ中！

私の祖母は98歳のときに肺がんと診断されて入院し、寝たきりに近い状態になりました。年齢が年齢でしたので、家族みな、再び元どおり元気になることはないかもしれないと覚悟しました。祖母自身、敬虔なクリスチャンですので、「神のもとに行ける」と、死ぬことを恐れてはいませんでした。

しかし、高齢のためか、がんは進行せず、そのまま2年ほどが過ぎました。そこで祖母はこう考えました。

「こうなってくると、もう少し生きることになるかもしれない。そうだとしたら周りに迷惑をかけたくない」

そこで一念発起！

できるだけ介護を受けなくて済むようにと考えて、100歳という年齢ながら自分なりのトレーニングを始めたのです。

私もアドバイスすることはありましたが、祖母は基本的には自分で考えたトレーニングを始めました。それにもかかわらず、およそ理にかなったことをやっていたので驚かされたものです。

100歳でスタートした筋トレメニューとは？

祖母のトレーニングの内容は、「自立した生活」を目指した実践的なものでした。ベッドや椅子から立ち上がるための筋力をつけるところから始め、歩くための筋肉をつけていき、やがて階段の上り下りもできるようになったのです。

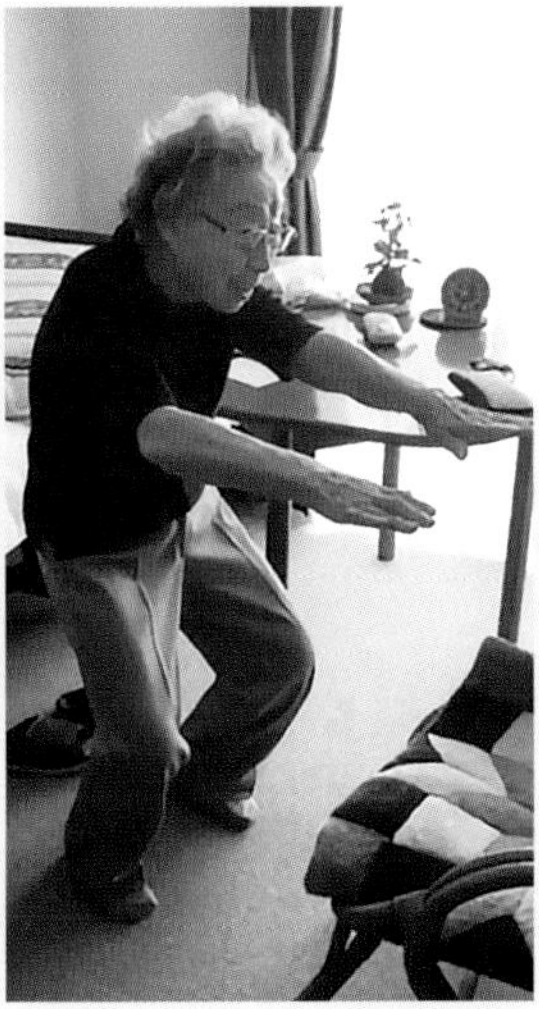

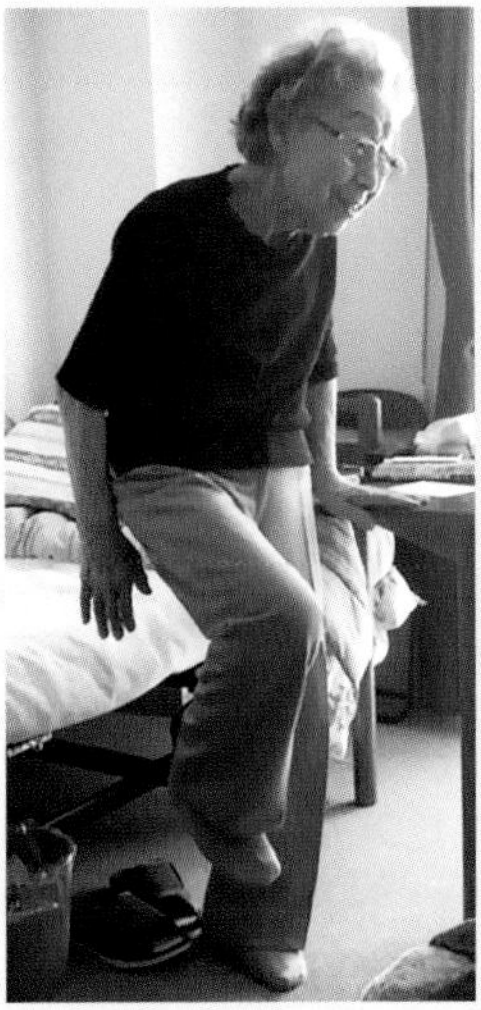

歩くためのトレーニングの例を挙げると……。「手をつきながら、椅子やベッドから立ち上がって、座る。この動作を繰り返す運動」「仰向けに寝ている状態で、片脚は膝を立てておく。もう片方の脚を床から浮かせていき、床と垂直になるまで上げる運動」などがあります。

前者はスクワットの一種といってよく、後者はレッグレイズとも呼ばれます。それぞれ立派な筋トレです。こうした運動に、排泄や咀嚼《そしゃく》・嚥下《えんげ》を鍛える運動などもしており、私がフィジカルトレーナーの立場から強度や回数のアドバイスをしていきました。

こうしたトレーニングに慣れて歩き出したあとには、速歩きとゆっくり歩きを交互に行うインターバルトレーニングに近いことまで行うようになりました。

始めたばかりの頃には注意も必要ですが、こうしたトレーニングを続けていけば、１００歳を超えても筋肉はつけられます。祖母は片脚スクワットまでできるようになりました。

とはいえ、さすがに簡単なことではありません。できるだけ筋力を衰えさせないように早いうちからやれることをやっておくのが大切です。

祖母の筋トレメニュー

- 手をついて椅子やベッドから立ち上がって座ることを繰り返す
- 仰向けに寝た状態で片膝を立て、もう片方の脚を床と垂直になるまで上げる
- 施設の廊下を端から端まで、速歩きとゆっくり歩きを繰り返して往復する
- 片脚スクワット

第4章

ウォーキングと組み合わせる筋トレ

5分で効果がある筋トレをプラスする

ほんの5分でいいのでウォーキングの前に筋トレをプラスすると、同じ時間歩いたときの運動効果は格段に上がります。そもそものウォーキングの目的である下肢の筋力アップ、すなわち、「一生歩ける体をつくるウォーキング」を行うためにもっとも理にかなったやり方だと言えます。

この章では、ウォーキングに組み合わせて行うシンプルな筋トレを紹介します。下肢の筋肉がつくだけでなく、転倒事故の防止にもつながります。紹介する5種類の筋トレすべてを毎回行う必要はありません。その都度、気になる部位を強化するつもりで取り入れましょう。

「目安の回数×セット数」の設定は、「この回数で2セットやったあと、3セット目はできない」という運動強度だと考えてください。もしも、4セットも5セットも余裕で連続できるということであれば、その筋トレはあなたにとって軽すぎる運動です。まずは、記載してある回数×セット数でトライしてみて、体力がついてきたらより負荷の高い筋トレを取り入れていきましょう。

筋トレ 1

キッチンスクワット

下半身強化の基本、スクワット。太ももの前側と後ろ側を効率よく鍛えられる。

Step 1

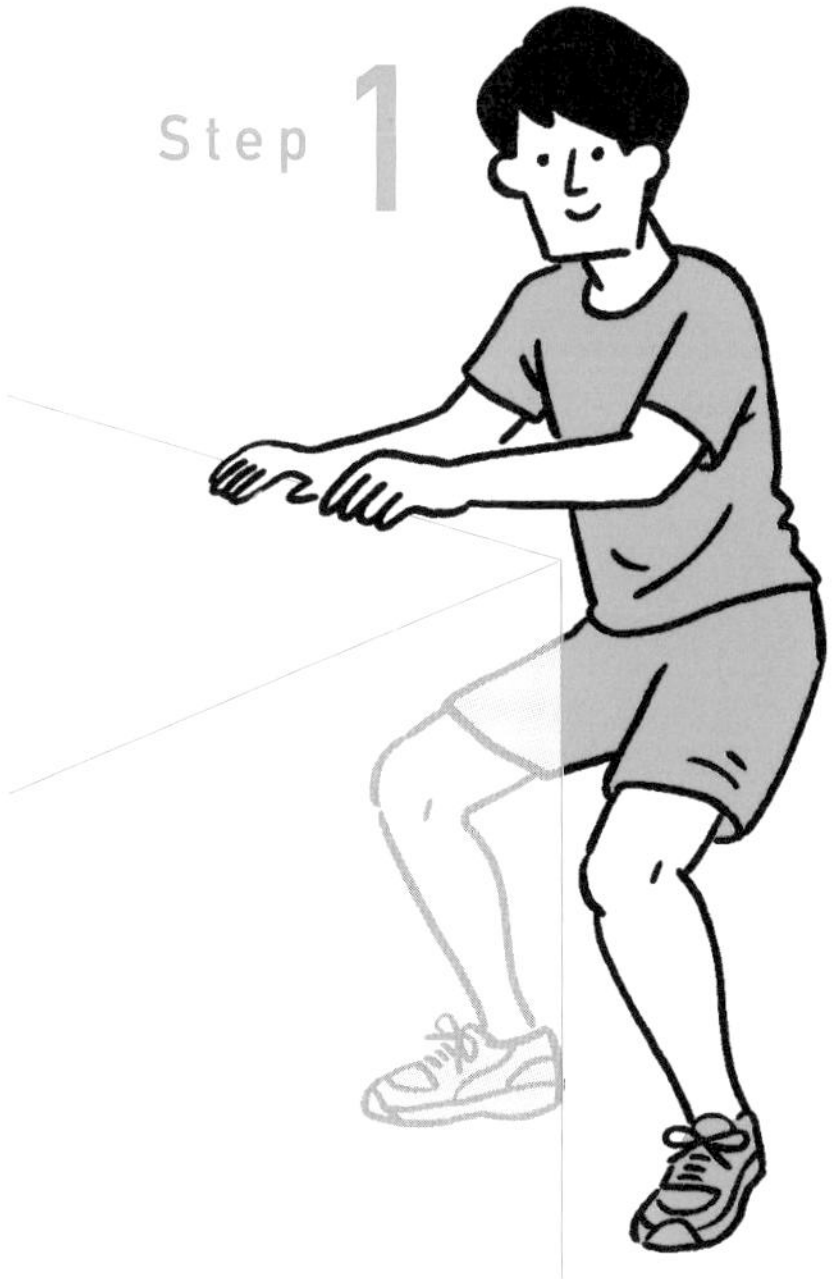

「1、2、3、4」でしゃがむ

キッチンの作業台や椅子の背もたれなどに手を置いて立つ（バランスを保つため）。両足を肩幅より広めに開き、つま先を外側に向ける。そのまま椅子に座るように4秒かけて腰を沈めていく。胸は張り、背筋は伸ばしておくこと。

Step 2

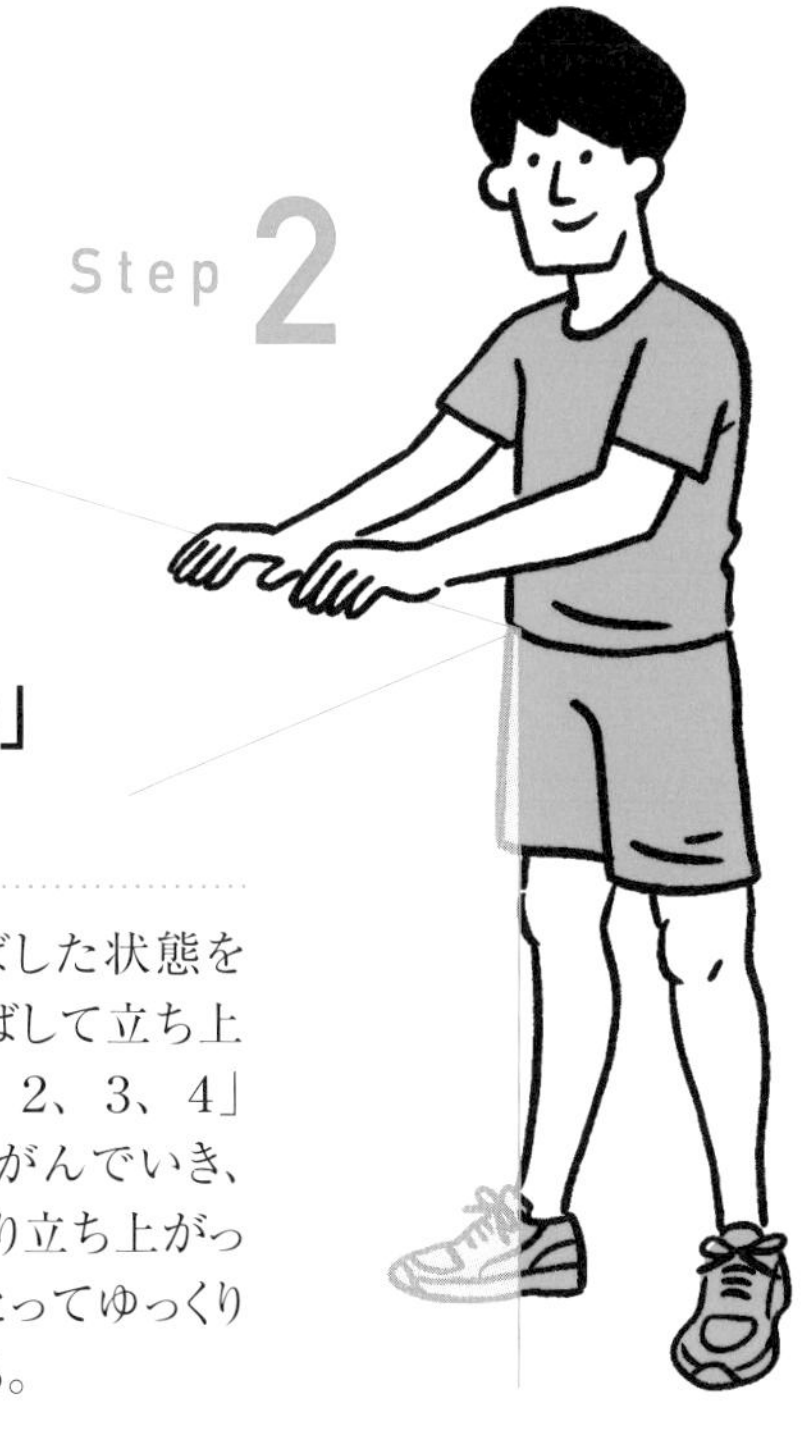

「5、6、7、8」で立ち上がる

胸は張って背筋を伸ばした状態を維持したまま、膝を伸ばして立ち上がる。ポイントは「1、2、3、4」のリズムでゆっくりしゃがんでいき、「5、6、7、8」とゆっくり立ち上がっていくこと。カウントをとってゆっくり行うことで効果が上がる。

目安 20回×2セット

筋トレ 2

大根抜きスクワット

キッチンスクワットに慣れてきたらレベルアップ！　重さで負荷をかけているので、その分、効果は大きくなる。

Step 1 「1、2、3、4」でしゃがむ

筋トレ①の応用編。支えとする台は使わず、1.5リットルか2リットルのペットボトルに水を入れ、上のほうを両手で持つ。それにより負荷が上がる。両足は筋トレ①よりやや広めに開いてつま先は外側に向ける。4秒かけて腰を落としてペットボトルを下げていく。

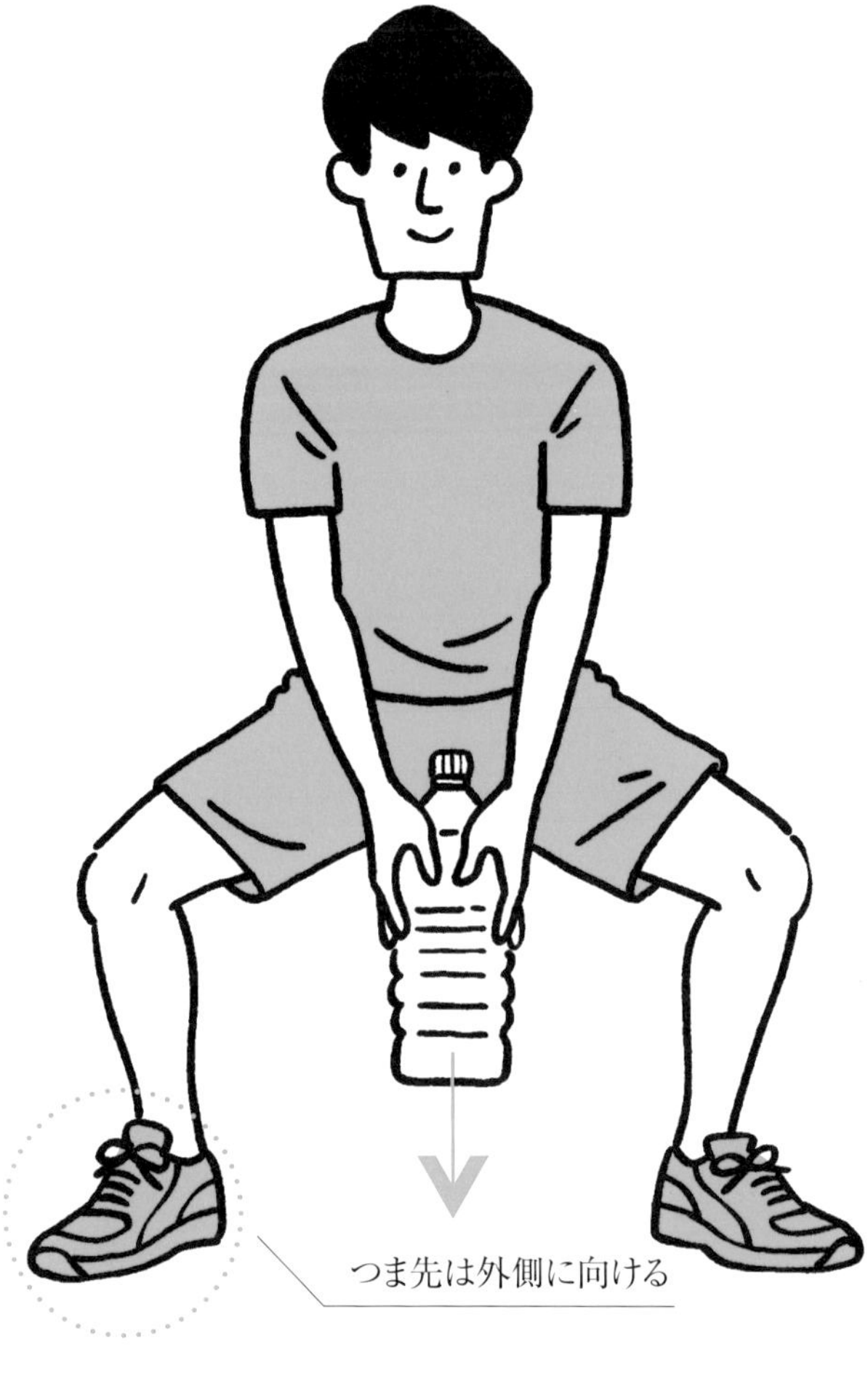

Step 2

「5、6、7、8」で立ち上がる

ゆっくりしゃがんでいったあと、4秒かけてゆっくり立ち上がりながら、大根を引き抜くイメージでペットボトルを引き上げる。1セット20回がつらすぎる人は1セット10回から始めてもいい。

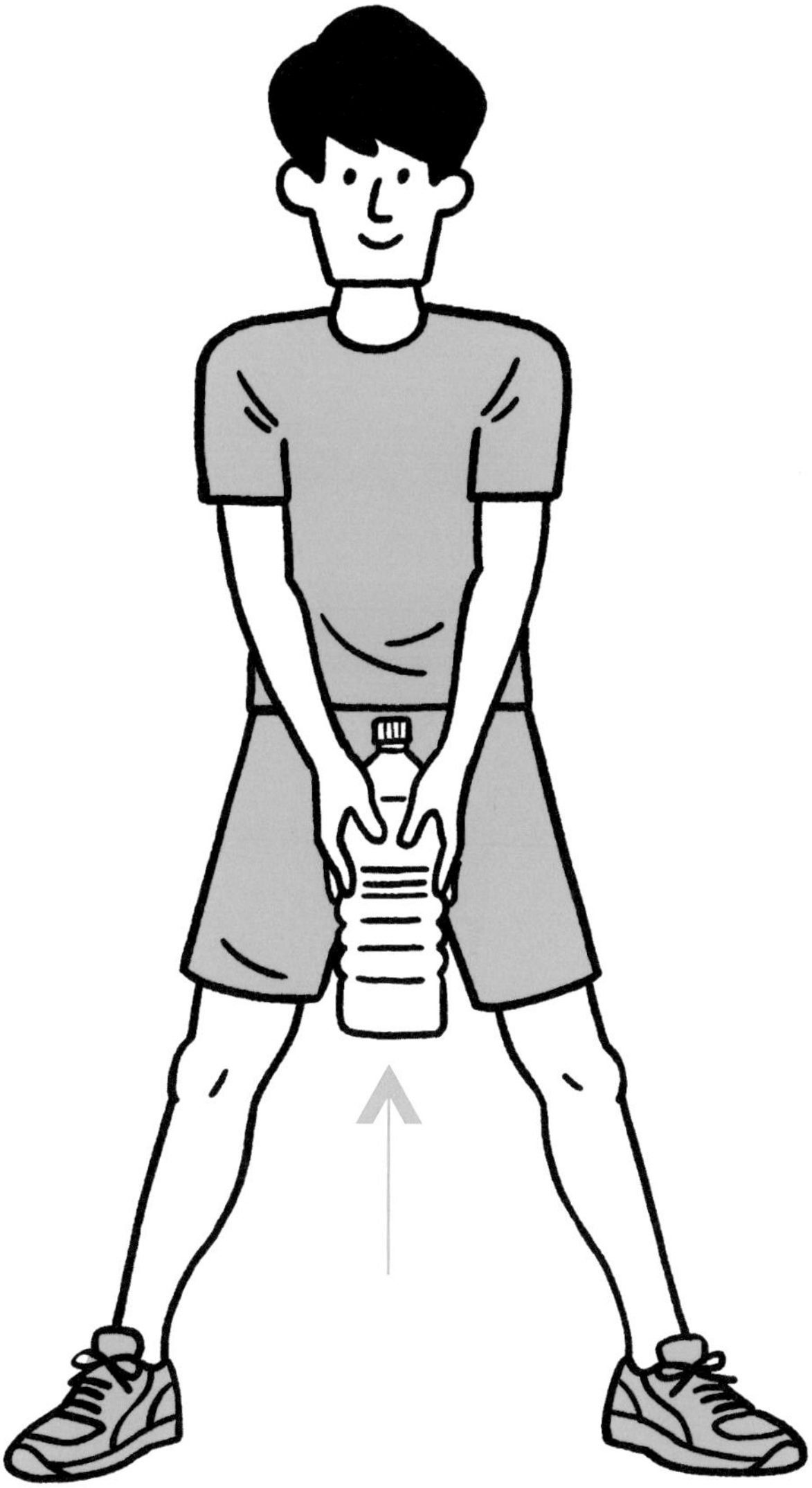

目安 20回×2セット

筋トレ 3

踏み出し運動（フロントランジ）

スクワットと同じく下半身を鍛える基本的なトレーニング。片脚ごとに重心をかけるので体幹が鍛えられる。お尻に筋肉をつけるのにも効果的。

Step 1

両手を後頭部に当てて立つ

両脚を肩幅に開き、つま先は正面に向ける。両手を後頭部に添える。胸を張り背筋を伸ばした状態から片脚を大股一歩分、前に踏み出す。

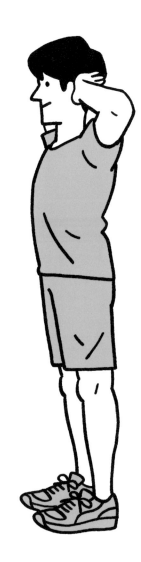

Step 2 「1、2、3、4」で沈み、「5」で立ち上がる

踏み出した脚の膝の角度が90度くらいになるように「1、2、3、4」と4秒かけてゆっくり体を沈ませる。このとき膝がつま先より前に出ないように。「5」のカウントで前脚で床を蹴って戻す。体がブレずにできることを目標にしよう。これを左右交互に行う。

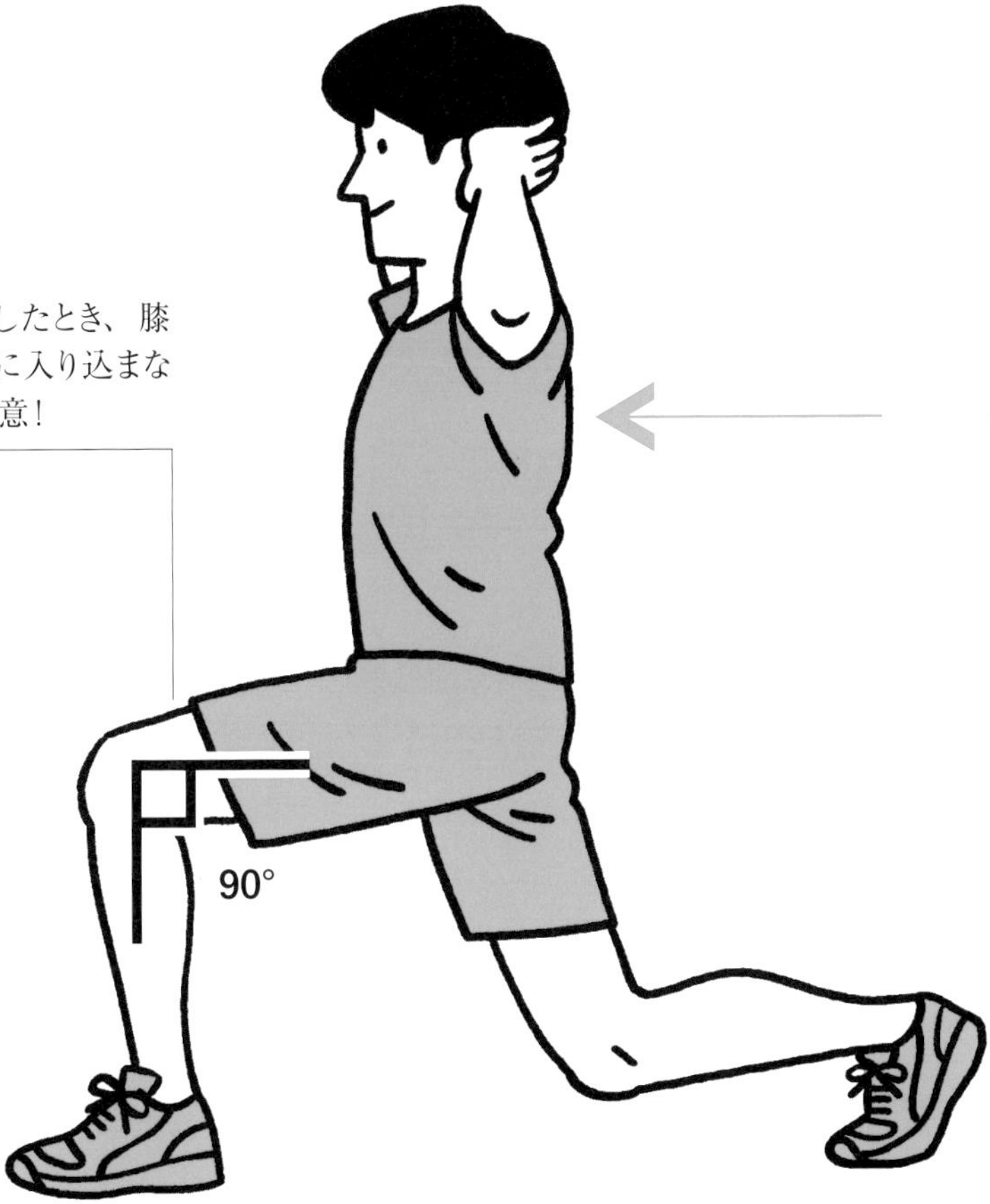

踏み出したとき、膝が内側に入り込まないよう注意!

目安 左右20回×2セット

筋トレ 4

座りもも上げ

骨盤と大腿骨《だいたいこつ》をつなぐ腸腰筋《ちょうようきん》を鍛える運動。腸腰筋が衰えると脚がうまく上がらず、ものにつまずいたり、バランスを崩しやすくなるので、日頃から鍛えておきたい。

Step 1 椅子に深く座って両手で座面をつかむ

両脚は腰幅に開いて膝は90度の角度になるようにする。胸を張って背筋を伸ばす。

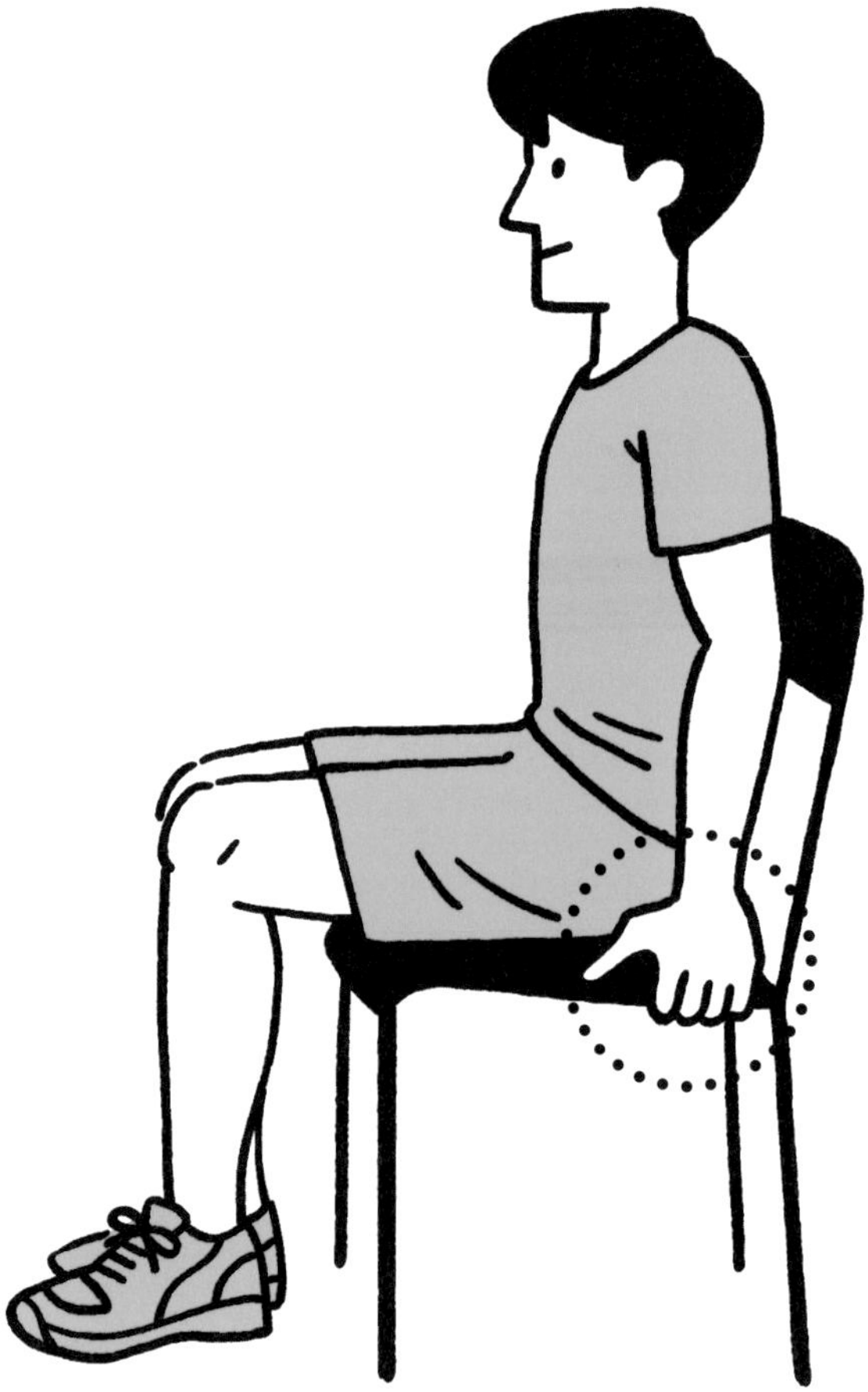

Step 2 「1、2、3、4」で片脚を上げ、「5、6、7、8」で戻す

膝の角度を90度に保ちながら、片脚を4秒かけて胸の方へ引き上げ、4秒かけて戻す。

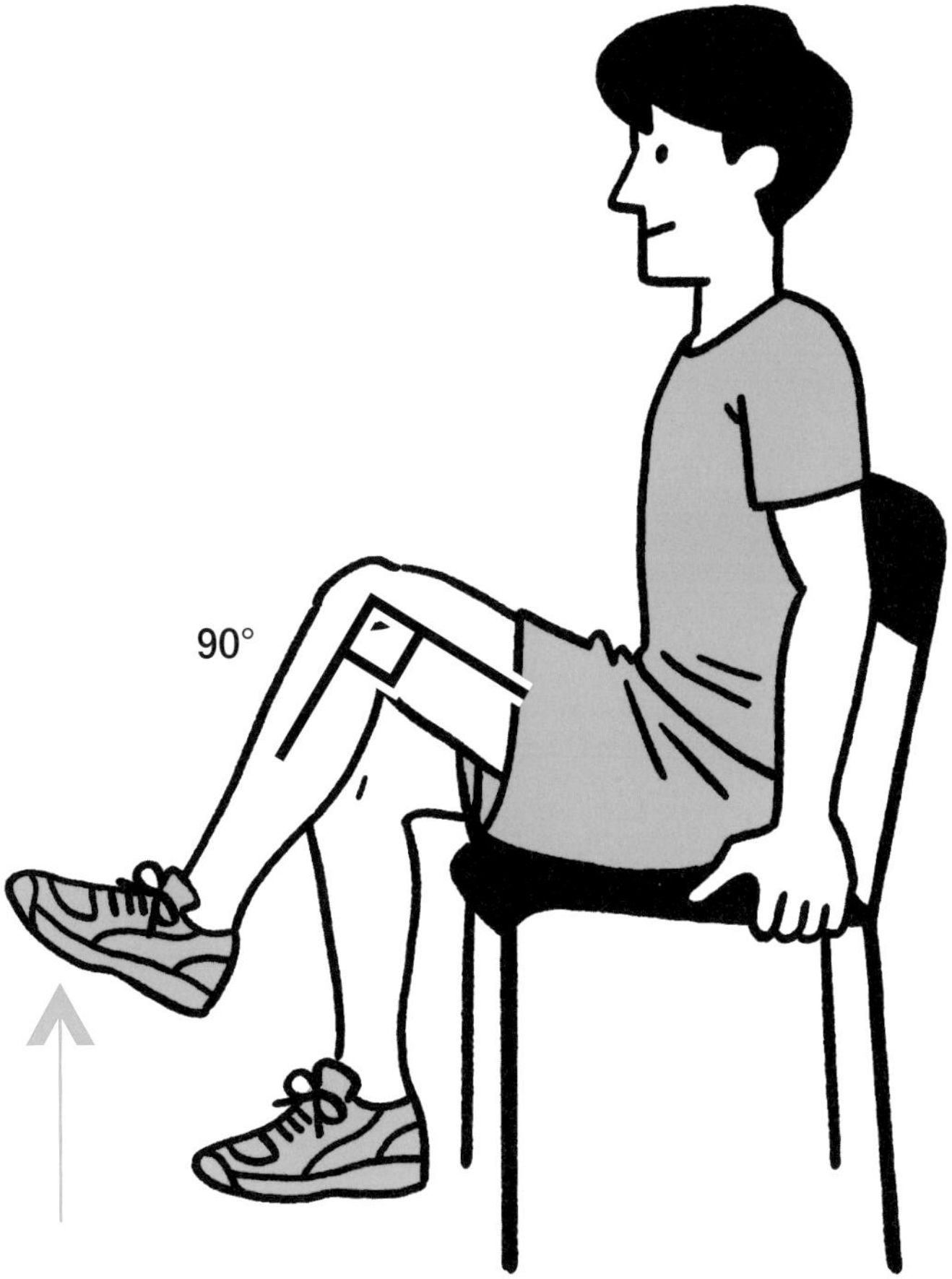

目安 左右20回×2セット

筋トレ 5

つま先上げ

すねにあり、つま先を上げる働きをする前脛骨筋《ぜんけいこつきん》を鍛える運動。前脛骨筋が衰えると平らな地面でもつま先を引っかけたりすることがある。転倒防止のため鍛えておきたい。

Step 1 椅子に深く座って両手で座面をつかむ

両脚は腰幅に開き、足裏は床につける。胸を張って背筋を伸ばす。

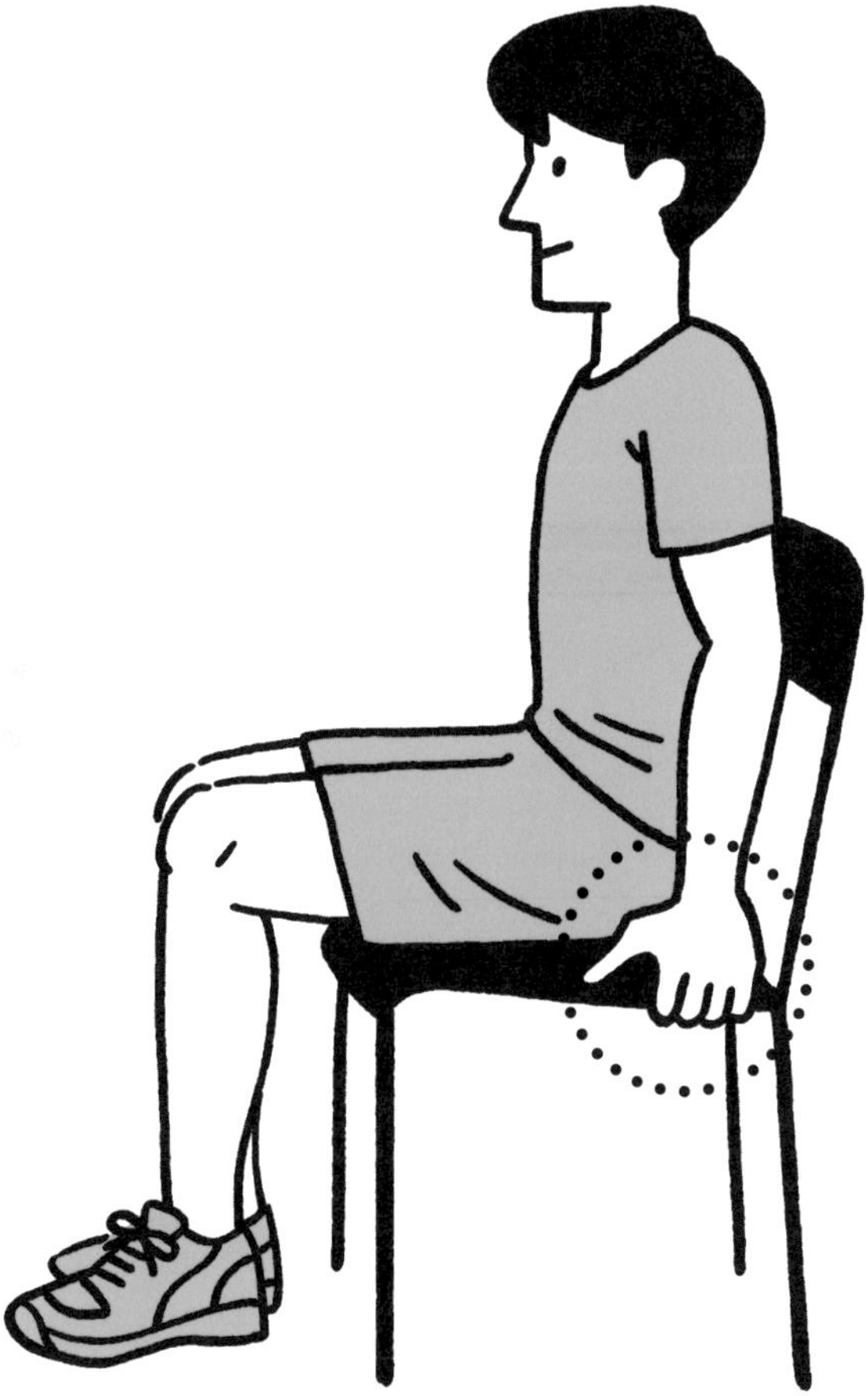

Step 2 「1、2、3、4」でつま先を上げ、「5、6、7、8」で戻す

背筋が伸びた状態を保ちながらつま先を4秒かけて上げ、4秒かけて戻す。

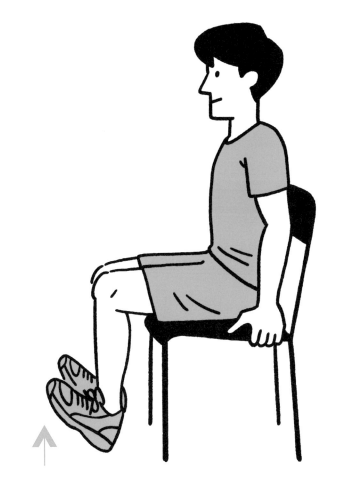

目安
20回×2セット

クールダウンのストレッチ

ウォーキング前にはストレッチを行う必要はありません。というよりむしろ、ストレッチはおすすめできません。**筋肉が温まっていない状態でストレッチを行えば、筋肉を構成する筋線維を痛めてしまう恐れがある**からです。

ストレッチは運動後（ウォーキング後）に行ってください。筋肉は縮まった状態で動かしていると緊張状態になるので、ストレッチで伸ばしてあげることでそれを緩和する目的があります。**集中的に使った筋肉をほぐすことで筋細胞の自己修復を助け、疲労を回復しやすくなる効果**があるのです。筋肉は温まっているほうが伸ばしやすいので、その意味でも、運動後、あるいはお風呂上がりなどに行うとよいでしょう。

ここではウォーキングで使う筋肉をほぐすのに適したストレッチを紹介します。翌日まで疲労を残さず、ウォーキングを続けていくために、ぜひ必須メニューとして組み込んでみてください。

ストレッチ

1

太ももの前側

大腿四頭筋を伸ばす

うつ伏せに寝て、片方の太ももの下にクッションなどを置き、その脚の膝を曲げて、手で足首をつかむ。息を吐きながら、かかとをお尻に引きつけるようにしていく。立って壁に手をつけながら行ってもよい。

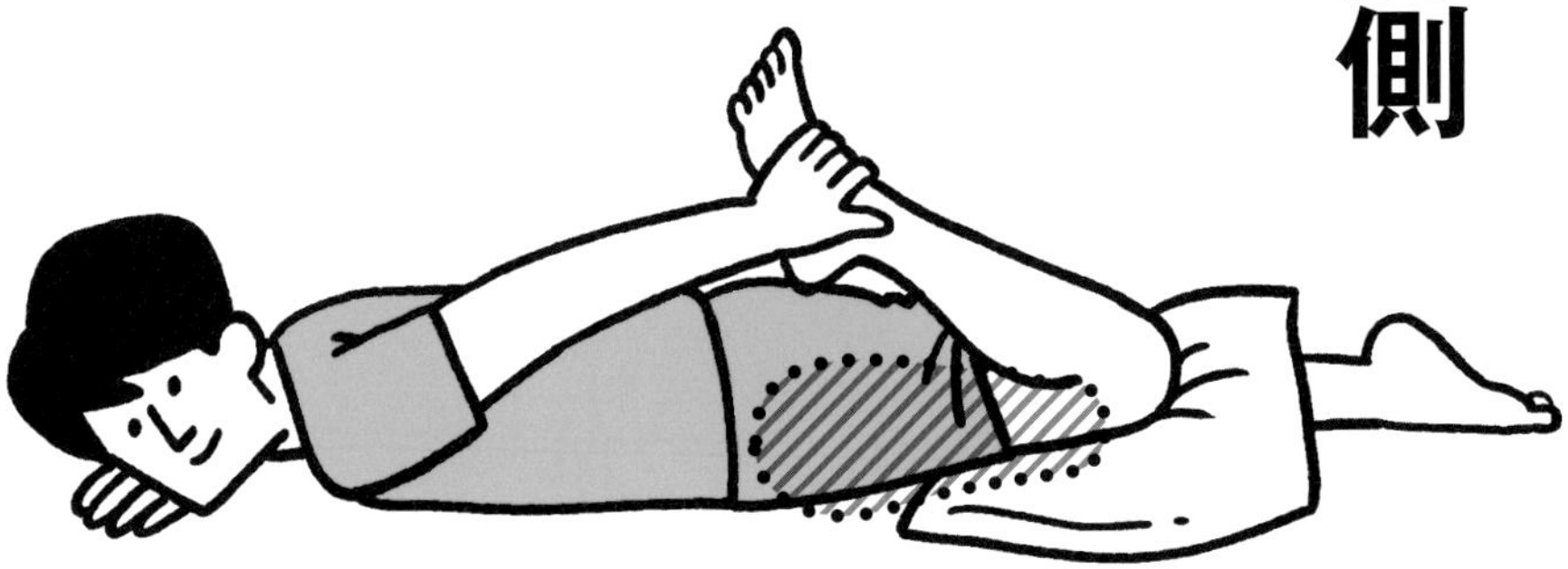

目安

左右30秒

ストレッチ 2

太もも裏側とふくらはぎ

目安 左右30秒

下腿三頭筋《かたいさんとうきん》＋ハムストリングスを伸ばす

仰向けに寝て、両膝を立てた状態で、片方の足の裏にタオルをひっかける。両手でタオルの両端を持ち、タオルを手前に引きつけながら脚を上げていく。足首が90度くらいになるようにして、持ち上げた脚の膝を伸ばす。

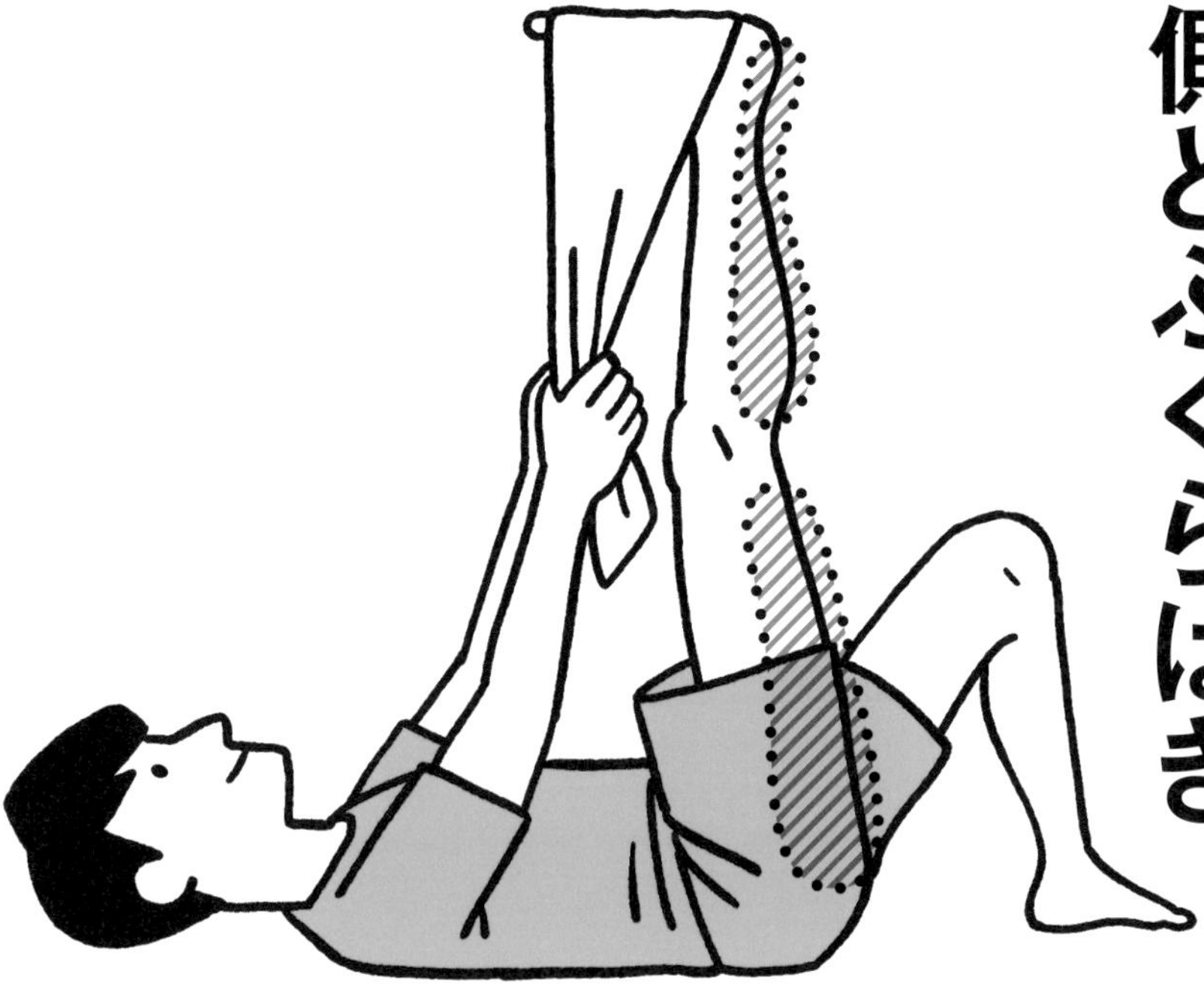

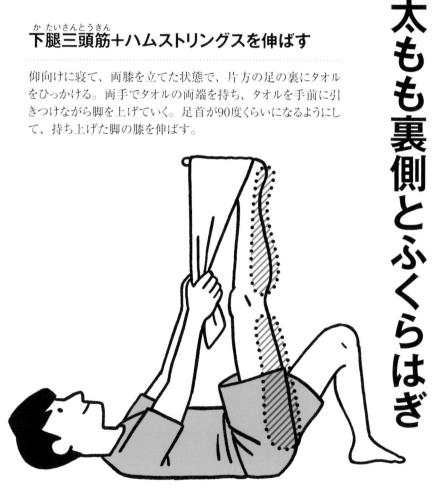

ストレッチ

3

お尻

目安

左右30秒

大臀筋《だいでんきん》を伸ばす

仰向けに寝て、両膝を立てる。その体勢から片方の脚の足首を反対の脚の太ももにかける。両手で下になっているほうの脚の太ももを持ち、手前に引きつけ、お尻を浮かせる。

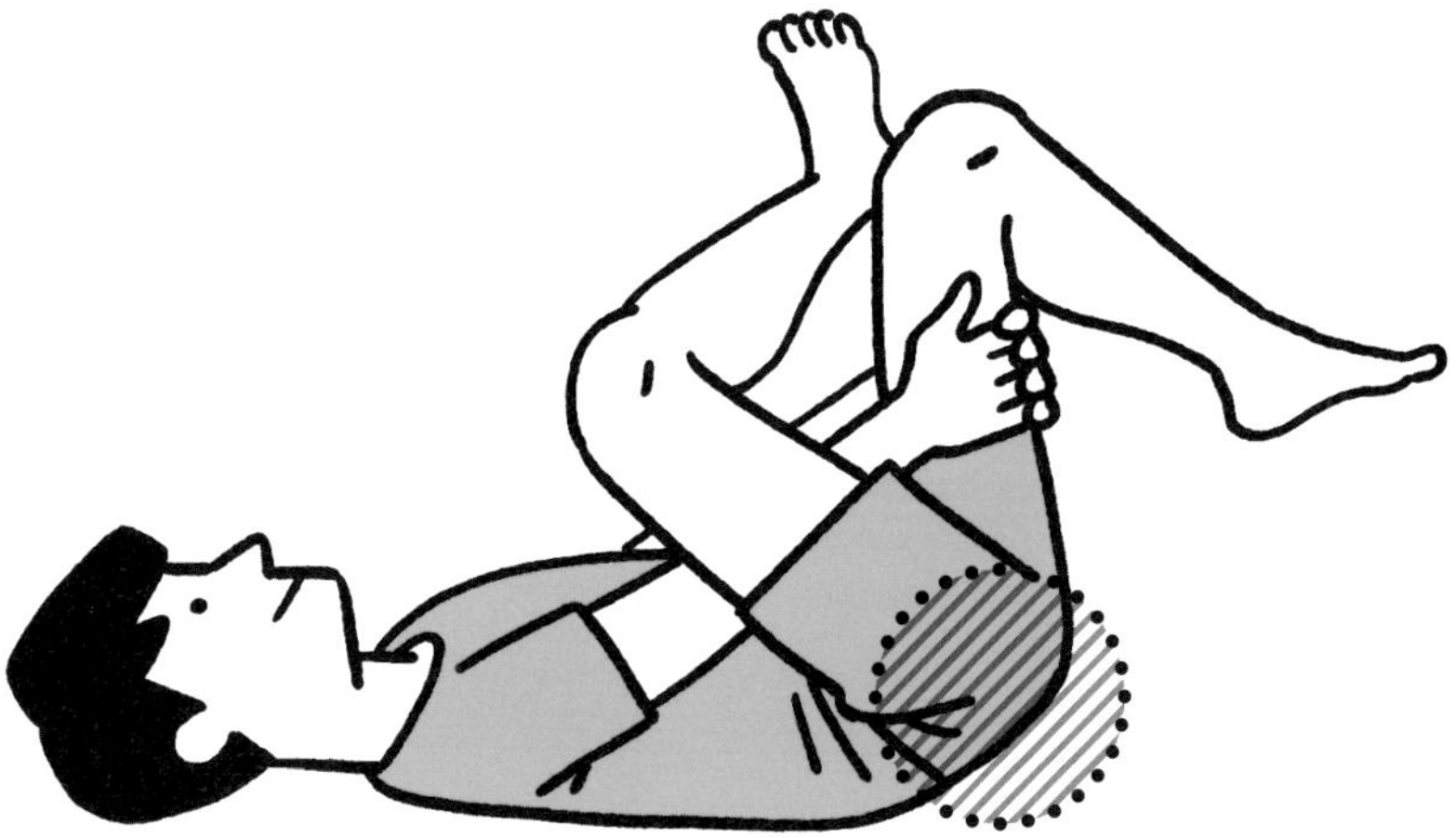

雨の日は踏み台昇降運動を

毎日運動するのが理想ですが、ウォーキングは天候に左右されます。雨の日は、神様が「休んでいいですよ」と言っているのだと思って、休んでしまってもいいのではないでしょうか。

ただしそこで運動習慣を途切れさせてしまってはいけないので、ウォーキングにかわる「室内トレーニング」を行いましょう。おすすめは「踏み台昇降＝ステップエクササイズ」です。専用のステップ台は安いものなら2000円前後から販売されていますが、代用品でもかまいません。安定している低め（15〜25㎝くらい）の台が1つあれば、準備は完了です。

やり方は左のイラストを参照してください。1秒かけてステップ台に乗り、1秒かけて下りるというように一定のリズムを保つのがポイントです。30秒くらいを目安にリード脚（先に台に乗せて先に下ろす脚）を替えます。リード脚を床に下ろすときにもっとも負荷がかかるのがわかるはずです。

これを**15分ほど行えば十分、ウォーキングのかわりになります**。

踏み台昇降（ステップエクササイズ）のやり方

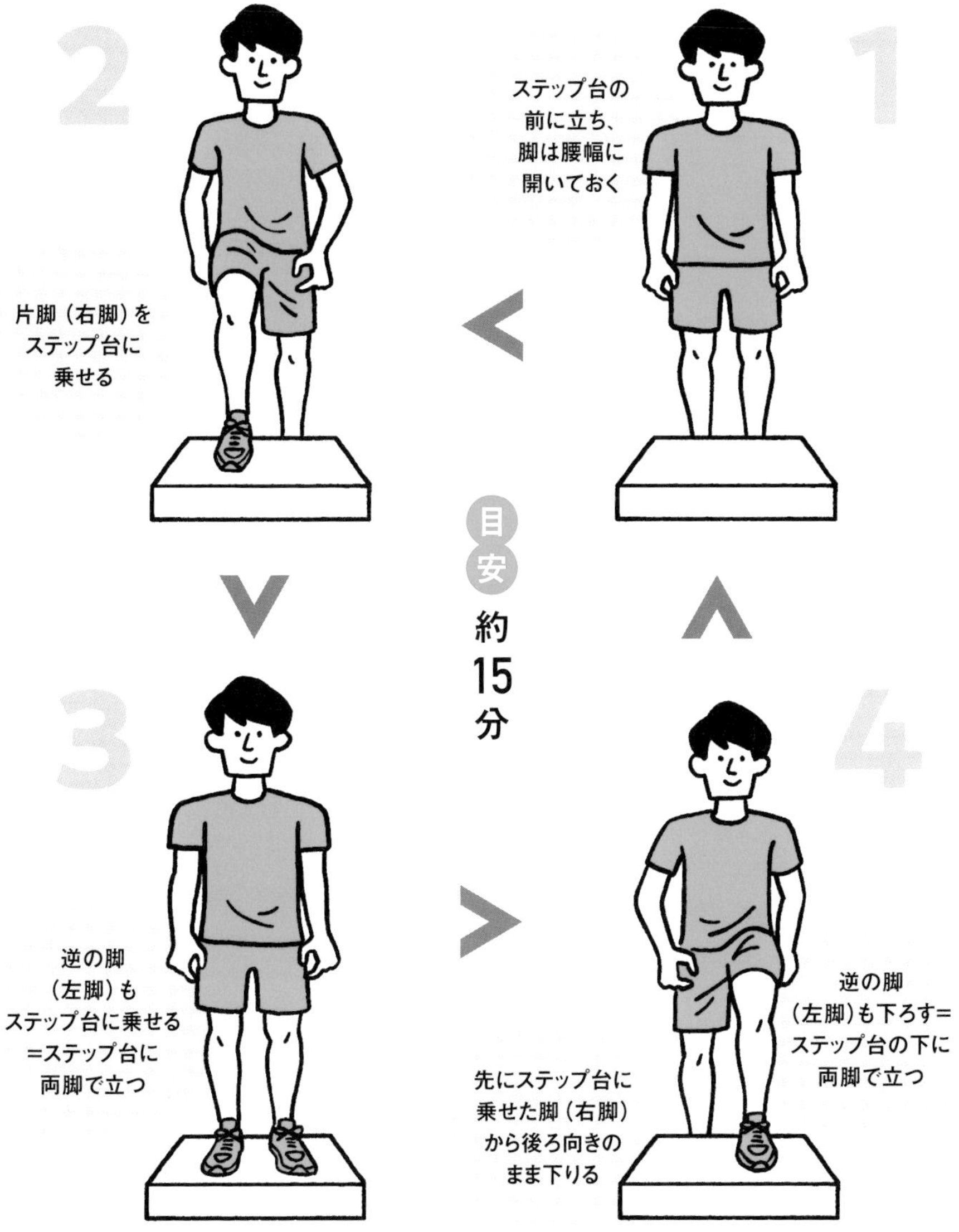
1
ステップ台の
前に立ち、
脚は腰幅に
開いておく
2
片脚（右脚）を
ステップ台に
乗せる
3
逆の脚
（左脚）も
ステップ台に乗せる
=ステップ台に
両脚で立つ
4
先にステップ台に
乗せた脚（右脚）
から後ろ向きの
まま下りる
逆の脚
（左脚）も下ろす=
ステップ台の下に
両脚で立つ
目安
約
15
分

中野ジェームズ修一

PTI認定プロフェッショナルフィジカルトレーナー
米国スポーツ医学会認定運動生理学士
(株)スポーツモチベーション　最高技術責任者
(社)フィジカルトレーナー協会(PTI)　代表理事
「理論的かつ結果を出すトレーナー」として数多くのトップアスリートやチームのトレーナーを歴任。特に卓球の福原愛選手やバドミントンのフジカキペア(藤井瑞希選手・垣岩令佳選手)、マラソンの神野大地選手の個人トレーナーとして広く知られている。2014年からは青山学院大学駅伝チームのフィジカル強化も担当。ランニングなどのパフォーマンスアップや健康維持増進のための講演、執筆など多方面で活躍。近年は超高齢化社会における健康寿命延伸のための啓蒙活動にも注力している。
自身が技術責任者を務める東京都・神楽坂の会員制パーソナルトレーニング施設「CLUB 100」は、無理なく楽しく運動を続けられる施設として、幅広い層から支持を集め活況を呈している。主な著書に『医師に「運動しなさい」と言われたら最初に読む本』(日経ビジネス人文庫)、『青トレ』(徳間書店)などベストセラー多数。

定年後から始めて一生歩ける!

最大効果のウォーキング

2021年2月28日　初版発行

著　　者…………中野ジェームズ修一

発 行 者…………小林 圭太

発 行 所…………株式会社 CCC メディアハウス
〒141-8205　東京都品川区上大崎3丁目1番1号
電話　03-5436-5721（販売）　03-5436-5735（編集）
http://books.cccmh.co.jp

印刷・製本…………株式会社新藤慶昌堂

ISBN978-4-484-21202-9